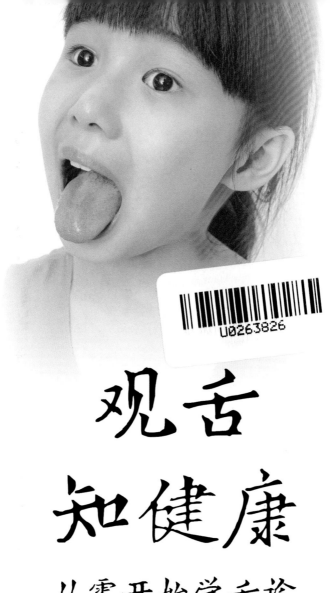

观舌
知健康

从零开始学舌诊

曹四豪　梁荣伟　曹时令　编著

SPM 南方出版传媒

广东科技出版社 | 全国优秀出版社

· 广州 ·

图书在版编目（CIP）数据

观舌知健康：从零开始学舌诊 / 曹四豪，梁荣伟，曹时令编著. —广州：广东科技出版社，2021.10
ISBN 978-7-5359-7681-9

Ⅰ.①观… Ⅱ.①曹… ②梁… ③曹… Ⅲ.①舌诊—基本知识 Ⅳ.①R241.25

中国版本图书馆CIP数据核字（2021）第125158号

观舌知健康：从零开始学舌诊
Guan She Zhi Jiankang: Cong Ling Kaishi Xueshezhen

出 版 人：严奉强

责任编辑：邓 彦 曾永琳

封面设计：彭 力

责任校对：陈 静

责任印制：彭海波

出版发行：广东科技出版社
（广州市环市东路水荫路11号 邮政编码：510075）

销售热线：020-37592148 / 37607413

http://www.gdstp.com.cn

E-mail：gdkjzbb@gdstp.com.cn

经 销：广东新华发行集团股份有限公司

印 刷：广州市东盛彩印有限公司
（广州市增城区新塘镇太平洋工业区十路2号 邮政编码：510700）

规 格：787mm×1 092mm 1/16 印张9 字数180千

版 次：2021年10月第1版
2021年10月第1次印刷

定 价：39.80元

如发现因印装质量问题影响阅读，请与广东科技出版社印制室联系调换（电话：020-37607272）。

前 言

中医有句话叫作"望而知之谓之神"，把精于望诊者叫作"神医"。望诊是所有诊断方法中比较方便，同时也是一种比较高明的方法。望舌诊病是中医望诊的主要内容，是认知健康和辨识疾病最客观、最可靠、最重要的依据之一，在中医诊断学中占有极重要的地位。

中医认为人身是一个整体，脏腑与体表的某些位置、某些器官会有特殊的联系，如果脏腑有病，就会在这些部位或器官上反映出来。两千多年前的中医经典著作《黄帝内经》就传递有"司外揣内""心开窍于舌"的思想，并有望舌以辨病的记载。舌与经络、脏腑的关系十分密切，十二经脉或直接、或间接地联系着舌体，医家把这种关系概括为"舌为五脏六腑之总使"。认为五脏六腑的疾病都会在舌上有所表现，并把这种反映在舌上的现象叫作"舌象"。舌象就像一面镜子一样，客观、即时地反映人体的生理和病理现象，中医生可以根据舌象而了解人体的健康情况、疾病的深浅、疾病的进退、疾病的性质及判断疾病的预后等，故望舌是中医生必须掌握的诊断知识。

　　经过几千年的经验积累，望舌诊病不但成为中医独特的诊病方法，并且也由于它的简便易学和可靠而为广大群众所认识和信赖，成为人们认知健康的重要方法。如今，借助科学技术的进步，舌诊的研究和应用不断深化，如物理舌诊仪、测色仪的应用，电子镜扫描、电子镜的观察，舌微循环与血液流变学的研究，唾液研究、舌诊计算机系统的研究等。这些现代科技的应用和研究都证明了疾病的变化会引起舌苔舌质的变化，也证明了古老的望舌识病法是很有科学价值的。

　　我们常把重要的新闻媒体称作"喉舌"，可见舌在人们心目中的重要性。其实，舌也真的可以称得上是报道健康的重要"媒体"，由于舌藏载着大量的人体生命信息，与人的体质、疾病密切相关。舌上的蛛丝马迹，便是窥探五脏六腑、寻找疾病的线索。如果身体有病，舌质、舌苔就会出现异常的现象，亦即疾病的信息符号，所以舌是身体内部脏腑向外发报健康指数的信息窗口，通过这个窗口解读这些信息符号，就可以知道人体生理和病理的现时状态。这对认知健康、防病治病是很有帮助的。

本书试图以通俗易懂、图文互释的形式把常见的舌象和望舌的常识介绍给读者，从而认识哪些是健康的、亚健康的或者是疾病的舌象。观舌方法简单、方便、省时、无需经费、容易掌握。既可对着镜子自己观察，也可以为别人观察，利人利己，很有实用意义。

本书对一些轻浅简单的舌病提示了简单的治疗方法，仅供读者参考。

本书自出版发行以来，深受读者欢迎。承蒙读者厚爱和出版社的支持，把该书重订出版。这次重订补充了书本的文字内容，也新增了一些舌象图片，并对个别舌图作了解读。受益于现在摄影器材的进步，新增的舌象图片也较过去的图片清晰，希望该书能继续受到读者的垂爱。

由于水平所限，陋劣之处在所难免，恳望读者批评指正。

编 者

2021年3月重订

目　录

观舌知健康的意义

　　中医认为人体是由十二经络、奇经八脉把身体的脏腑、器官组成的一个整体。脏腑与体表的某些位置、某些器官会有特殊的联系，如果脏腑有病，就会在这些相关联的部位或器官上反映出来。十二经脉或直接或间接地循行经过舌部，如此人体的五脏六腑、气血津液都和舌有联系。如果脏腑有病，就会在舌上相应的部位出现各种不同的舌象，所以说"舌为五脏六腑之总使"。舌象会随病情的变化而变化。从舌质、舌色、形态及舌苔的变化可以知道身体、脏腑是否患病，病症是轻是浅，身体的津液是否充足，疾病是好转或恶化等。也因为舌的血流比皮肤丰富，包裹舌体的上皮很薄，所以舌上出现的征象比皮肤出现的征象明显，征象出现得也比较早。由于舌象能客观地表现身体脏腑的健康情况，是望诊中最简便、最灵敏、最可靠的指标，所以对测知健康和诊断疾病有重要的意义。

观舌识病的
可靠性和优越性

一　历史悠久，内容丰富

两千多年前的《黄帝内经》传递有"司外揣内，司内揣外"的思想，奠定了中医舌诊的理论基础。至汉代名医张仲景被尊为"医圣"，他已把舌诊作为中医辨证论治的一个组成部分，如在《金匮要略》中指出："病人胸满，唇萎舌青……为有瘀血。"就是把舌青作为诊断血瘀证的依据。又如《伤寒杂病论》中载"脏结，舌上白胎，滑者，难治"就是根据舌上的白苔滑，而把此时的脏结证辨认为里阳虚衰、元阳不振、病邪内结已深，故认为难治。书中的条文如"若渴欲饮水，口干舌燥者，白虎加人参汤主之""阳明病，胁下硬满，不大便而呕，舌上白苔者，可与小柴胡汤"等，则是把舌象作为辨证处方的重要依据。

到了宋代的《敖氏伤寒金镜录》则是一本把舌诊作为一个重要内容的诊断学著作。书中把伤寒病及内科杂病中出现的一些病理舌象和脉象结合起来，阐述这些证候的病因病理，用在临床上确定治疗方法、处方用药及推测预后，是我国现存第一部文图并见的舌诊专著。

此后，望舌诊病代有发展。尤其是明清时期温病学说发展迅速，在温病的诊治过程中，医家认识到舌诊与脉诊互参，对温病的辨证用药有重要的指导作用。可以提高对疾病辨证施治的准确性。如明代医家王景韩在《神验医宗舌镜》中说："内有是症，外有是舌。"清代吴坤安在《伤寒指掌》更是认为舌诊优于脉诊，谓"病之经络、脏腑、营卫、气血、表里、阴阳、寒热、虚实，必形于舌，故辨症以舌为主，而以脉症兼参之。此要法也"。清代杨云峰在《临证验舌法》中也说："即凡内外杂证，也无一不呈其形著其色于舌。据舌以分虚实，而虚实不爽焉；据舌以分阴阳，而阴阳不谬焉；据舌以分脏腑，配主方，而脏腑不差，主方不谬焉。危急疑难之顷，往往证无可参，脉无可按，而惟以舌为凭。妇女幼稚之病，往往闻之无息，问之无声，而惟有舌可验。"历代医家对舌诊都推崇备至，望舌诊病法愈来愈受到医家的重视，继续出现了很多图谱式的舌诊书籍，如明代申斗垣所著的《伤寒观舌心法》、清代张登的《伤寒舌鉴》、清代王锡鑫的《活人心法·舌鉴》、梁玉瑜的《舌鉴辨证》、曹炳章的《彩图辨舌指南》等。都认为望舌辨病，客观可靠，一目了然，这是舌诊可以普及大众的原因。如今，有关舌诊的书籍众多，由于摄影技术的进步，图像逼真，图文并茂而更具可读性。借助科学技术的进步，舌诊的研究和应用也不断深化，如物理舌诊仪、测色仪的应用，电子镜扫描、电子镜的观察，舌微循环与血液流变学的研究、唾液研究、舌诊计算机系统的研究等。这些现代科技的应用和研究都证明了疾病的变化会引起舌苔舌质的变化，也证明了古老的望舌识病法是有科学依据和临床价值的。

从几千年前的中医经典著作直至现在的中医研究中，都把望舌作为重要的诊病内容。经过几千年的实践，前人积累了大量的舌诊经验，舌象被认为是认识健康和治病的客观依据，望舌的方法简单易学，方便可靠，省时间，且无需仪器设备，不用经费，因而是最优越的诊病方法之一。

㊁ 简单直观，实用可靠

观舌了解健康不一定要请医生，一般人都可以通过学习而掌握一些简单的观舌知识。由于舌在头颅的上下颌骨中，还有嘴唇、牙齿的保护，是被保护得较为严密的器官，所以舌象不易受外界干扰而变化，可靠性大。观察舌象可以反复进行，多人切磋，其简单、方便和实用是一些检查仪器所无法比拟的。比如病人的舌质淡白，舌苔色白，则必然是虚寒症；舌质红、舌苔黄则必然是实热症。这种直观的指标很容易掌握，因而望舌法在群众中广为流传和深受信赖。

㊂ 与脉诊互参，提高诊断准确性

舌诊和脉诊都是中医的诊断方法，而舌诊则更加直观可靠，二者互参印证，诊断就更加正确。例如外感病人的舌苔薄白，脉象浮数，辨证应是外邪初犯，病尚轻浅；如果发热病人舌苔黄厚而干，脉象洪数，必是热邪入里化燥无疑；如果舌淡苔腻，则必然是寒湿证，脉象就会相应是沉濡。

舌的组织结构

　　舌是由骨骼肌组成的肌性器官，舌肌表面覆盖黏膜，黏膜上分布有舌乳头，也分布着味蕾，可感受味的刺激。舌黏膜的细胞新陈代谢较快，是人体内氧化代谢最旺盛的地方。因此，体内的疾病对人体的影响会在舌黏膜层表现出来。由于舌体的血管丰富，血液循环旺盛，神经灵敏，对药物的吸收传递迅速，所以有舌下给药的方法，如抢救危急疾病（心绞痛、过敏性休克等）就有舌下含服药物、舌下注射药物的方法，疗效迅速而显著。

舌的生理功用

❶ 舌是饮食卫士

凡食物入口，舌即对食物的质、量进行分辨，原则上拒绝太硬的、太粗糙的食物，也能把混在食物中的砂子、鱼刺等挑拣出来，并拒绝量大的食物进入口腔，以免咀嚼不细而噎着了或呛着了。舌面上分布着味蕾，故舌能辨别滋味。大概的情况是舌尖部分对苦味比较敏感，舌根部对咸味比较敏感，舌两边对酸味比较敏感。舌能把太咸的、太酸的、太热的、太凉的、麻舌的、有异味的食物拒于口外，以防食物对身体造成伤害。因而舌是食物的"检察官"，起到饮食健康卫士的作用。

还有，舌在中医学上除了提供诊断的作用之外，对中药学的贡献更是居功甚伟。由于舌能辨别滋味，我国古代医药学家神农氏尝百草而分药性，就是靠口嚼舌尝的方法来鉴别中药的"五味"的，比如桂枝味辛性温，黄连味苦性寒，它的"辛""苦"就是以舌的感觉来划分的。因此，对中药的性味归类主要是靠舌来完成的，中药性味归经理论的建立也就以舌的功劳为最大。

二 舌是口腔的清洁工

舌不但能协助咀嚼吞咽食物，在胃的上源帮助消化，还能把口中的食物残渣清理掉，甚至能把牙缝中的食物碎屑剔除，以保持口腔的清洁，起到口腔清洁工的作用。

三 舌是声音的伴舞者

一副金嗓子绝对离不开一根好舌头，灵活的舌体是产生好声音的重要因素，舌胖肿大、舌短缩的人是唱不出好歌声的。生活中我们会发现，性格活泼、外向的人其舌也是活泼的，那些能说会道、有雄辩之才的演说家被称之为有"三寸不烂之舌"，而那些沉默少语、不善言辞的人，则常被戏称是"笨嘴笨舌"。

脏腑在舌面上的
相应部位分属

中医的认识是把舌从舌尖向舌根分作三部分，舌前尖部代表心肺（胸腔），舌中部代表脾胃（腹腔），舌根部代表肾（腹腔下部，生殖系统）。见图1。

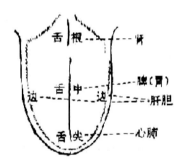

图1 舌与脏腑部位关联图

当然，脏腑在舌面上的相应部位分属并不是绝对的，部位划分不能理解为绝对界线，例如辨证为肾阳虚证者出现淡白舌，白滑、灰腻苔者，很可能整个舌体都是这一种舌象，并不会因为心脏、肝脏没病就会在舌尖部、中部表现正常的舌体、舌苔。脏腑在舌面上的相应部位分属只是观舌时的侧重点。

● 舌的前部（舌尖）——心肺（上焦）

舌尖边红赤，舌的尖前部位生疮，往往就是心经有热；

舌前尖部有薄黄苔，往往是外感温热风邪，热邪侵犯肺经的征象；如果患者是阴虚体质，又有肺经燥热证状，这一部位就会出现红而干燥的舌象；如果舌体色暗，舌边尖有瘀斑瘀点常是冠心病的征象。

② 舌的中部（舌中）——脾胃（中焦）

舌中部的舌苔变化与消化系统的关系至为密切，如实热证的消化不良、胃炎、肠炎、肝炎、胆囊炎等病症（属中焦湿热者）常会在舌的中部出现厚腻舌苔，而脾胃虚弱者常会出现薄白湿润舌苔。

③ 舌的后部（舌根）——肾和命门（下焦）

中医把人体一些功能减退、衰弱的疾病称为"肾阳虚"，这一类患者的舌根部常显示白滑苔、灰滑苔。如阳虚证的性功能低下、慢性肾炎，心肾阳虚证的心功能衰弱等疾病，都常会在舌根部出现异常的舌象。

④ 舌的两边（舌边）——肝胆，两胁

人体两胁属肝胆的范畴，如一些慢性肝炎、胆囊炎、冠心病、内分泌失调等病症而表现为肝郁气滞证者，常会在舌的两边出现瘀斑。

怎样望舌

　　望舌要注意观察舌苔的颜色、厚薄、分布的位置，舌的润燥。并对舌体的颜色、舌的形态、活动的情况以及舌尖、舌心、舌边、舌根、舌底都要仔细观察。

一　观舌的时间、环境

　　观察舌象最好是在早上漱口、进食之前，在室内充足柔和的光线下，伸舌向光亮处，周围应当没有有色物品的反光干扰，以免影响观察效果。

二　望舌的姿势

　　被望舌者坐、立、卧位均可，伸舌时应放松舌体，舌尖下垂，舌面平展，充分暴露舌体。但伸舌不要太过用力，因为太过用力会引起舌体紧张，导致舌体充血而影响舌体颜色。

三　认识年龄与舌象的关系

　　小儿脏气娇嫩，生机勃勃，故小儿舌象表现多是舌体灵活好动，舌体也鲜活稚嫩，味觉也灵敏；青年人气血旺盛，其舌体表现充盈红润而有活力；老年人气血逐渐衰弱，舌体会表现出一种老态，舌体欠灵活，颜色较暗，舌上多会出现裂纹，少苔，味觉功能减弱，所以老人吃菜的味道也要浓一些。如果青年人见老态舌象，说明脏腑功能衰退，是一种有病的舌象。相反，如果老年人的舌象和青年人一样，则是身体健康的表现。

四 认识体格与舌的关系

一般而言，舌体与人的体质和体格有相关的质比，体格强壮的人舌体较粗壮，肥胖者舌体较胖大且颜色较暗晦，体格瘦小的人舌体较薄瘦。

五 舌与禀赋的关系

阳虚体质

舌体色淡白，舌苔白，舌形胖嫩有齿印。

阴虚体质

舌体色红，舌苔薄，舌形薄瘦，口干。阴血虚者舌质淡，舌苔薄干。

血瘀体质

舌体色暗晦、青紫或绛紫，而苔质干枯不润，有瘀点瘀斑。

气郁体质

舌体色暗滞欠鲜活感，或泛现青紫色，偏于热则可见舌苔黄而干，偏于寒则可见舌苔白而干。

痰湿体质

舌体胖大水湿，边缘有锯齿状，舌苔白滑，偏于热则可见舌苔黄滑腻。

湿热体质

舌体色偏红，舌苔黄厚、黄腻。

寒湿体质

舌体色白，舌苔白或白厚腻。

六 认识食物、药物对舌苔、舌体色的影响

某些食物、药物会使舌苔染上颜色，比如进食橄榄、乌梅、葡萄、杨梅等会使舌苔变黑；刚喝过豆浆、牛奶等会使舌苔显得白腻；喝过咖啡、吃过橘子、杧果、蛋黄，或服食药物黄连素片、维生素B$_2$片等会使舌苔变黄；服用过阿托品、普鲁苯辛等一类药会使舌面变干；使用肾上腺皮质激素后、喝酒后、刚喝了热茶之后、饮食辛辣刺激食物之后，都会使舌体色转红等，在望舌时要注意排除这些因素。

七 认识时间、季节、气候对舌苔的影响

早上未进餐前舌苔会稍厚，因为夜间休息时舌体没有活动，其苔质和苔色都保存得比较真实完好，而进食后由于食物的摩擦，会使舌苔脱落而变薄。天气温和、干湿宜人的天气对舌苔一般没有影响。而在夏天雨季湿气偏盛时，常见舌苔较厚较润，在天气干燥的季节舌苔会稍干，这是因为舌体并不是绝对封闭的器官。长时间连续说话者舌体暴露的机会就比较多，而且空气的干湿度会影响人体津液的输布和存留。这即是中医学说的"天人相应"现象。

有的患者由于患了鼻炎而鼻子堵塞，或者嘴唇有疾患而需

要张口呼吸，这种情况也会令舌苔干燥，因为呼吸的气流会带走口腔的水分。

除了眼睛观看，对一些特别的舌象需要辅以揩刮舌面的方法，以了解舌面的润燥，是否起芒刺及舌苔的松腐与有根无根等。例如用干棉球揩拭舌面有艰涩的感觉，甚至有棉花被勾带出，而棉球干燥不润，多是舌面干燥的芒刺舌；如果揩拭舌面感觉滑润胶粘，则多是厚腻苔。

舌象的构成与解读

舌象是由舌体（舌质）、舌苔（苔质）、舌色、舌形态几方面构成的。同一种舌苔长在不同的舌质上它的意义是不同的，比如白色舌质上的黄苔和红色舌质上的黄苔所代表的意义是不同的。一般情况下，舌苔与舌质的变化是一致的，它所表示的病证一般也是两者的综合。比如舌质淡白、舌苔白色是虚寒证；舌质红、舌苔黄是实热证。舌苔的变化是很复杂的，例如有的人平时是阳气虚弱体质，其舌象一般是舌质淡白，舌苔白；如果这一类型体质的人新患外感风热病，则其白舌苔往往会转变为薄黄苔；薄黄苔是热性病初起的常见舌象，这种舌象表示风热病邪侵犯人体了。又例如有的人平时是阴虚体质，其舌象一般是舌质红，舌苔较少而见薄黄色；如果这一类型体质的人新患外感寒湿病，则其薄黄舌苔往往会转变为白苔；白苔是寒、湿病的常见舌象，这种舌象就表示寒湿病邪侵犯人体了。原来比较稳定的舌象显示由于新疾病的干扰而更新了，这种舌象的舌质往往更多地表示体质属性，而舌苔更多地表示新病的性质。

由于舌质、舌苔、舌色、舌形态的多变性，它表示健康或疾病的征象就不可能是简单的公式。只有明白了各种舌苔、舌质、舌形态的性质和表示，才能对错综复杂的舌象做出正确的判断。

舌象的基本情况

舌象常识的简要表示。

一　舌体色

淡白舌——寒证，虚证。

淡红舌——正常舌象；表证，热证（病证轻浅）。

红　舌——热证，实证。

绛　舌——实证，热重证。

青紫舌——虚证，寒证；也可见于某些热极证。

二　舌苔色

白　苔——表证，寒证。

黄　苔——里证，热证。

灰黑苔——里证，热极证；也可见于某些寒极证。

三　苔质

湿　润——正常舌象，表示津液充足。而舌体过于湿润，
　　　　　甚至见舌面有水湿，则往往是寒湿证。

干　燥——燥证，津液损伤。

薄　苔——虚证、表证，病情轻浅。

苔　厚——实证，病情深重。

腐　苔——实热证，湿浊内盛证。

腻　苔——白腻苔表示寒湿证，黄腻苔表示湿热证。

四 舌形

荣　舌——正常舌象，精血充足。

枯　舌——津液损伤严重、血枯神衰证。

苍老舌——实证，热证。

娇嫩舌——虚证，寒证。

胖大舌——脾肾阳虚证，水饮证，痰湿证；也可见于某些脾热盛证。

瘦薄舌——血少、阴虚证。

裂纹舌——热极伤阴证，阴液亏损证。

芒刺舌——热邪亢盛、津液耗伤证。

齿痕舌——脾气虚弱、水湿盛证。

五 舌态

强硬舌——高热神昏、痰浊内阻证。

痿软舌、颤动舌、短缩舌——气血亏虚、热盛动风证。

歪斜舌——中风、痰浊阻滞，经脉阻塞证。

吐弄舌——心脾热盛、动风证。

观舌时要注意舌色并不局限于上面的描述，舌色的分辨并非截然清楚，常有淡黄似白者；淡白中又分浅白、干白、枯白等。而舌苔更是多种多样而难以卒然归类，如黄苔有分浅薄微黄、略厚而黄、厚黄等。

掌握了以上舌象的基本知识，知常则可以识变，就能执简驭繁地认识复杂的舌象变化了。

健康的舌象

　　正常舌象可概括为"淡红舌薄白苔"一句话，具体是舌体柔软灵活，大小胖瘦适中，舌质淡红而润泽，舌面有薄白苔，舌面上的颗粒分布均匀，一般在舌根部稍厚，舌尖部较薄，干湿适中。见图2。

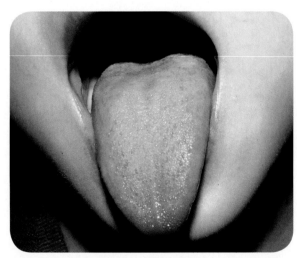

图2　正常舌象

观察舌苔的意义

观察舌苔是望舌中最重要的内容，舌苔与消化系统的关系最为密切。它的形成是脾胃运化功能在舌上的表现，中医有句话叫作"有胃气则生，无胃气则亡"，舌苔就是胃气所生，故舌苔能表示"胃气"的强弱，若病者的舌苔从无到有，则表示身体的正气复生，表示病情好转。舌苔的颜色、厚薄、润燥等可以表示疾病的性质，例如舌苔色白，常表示寒证；舌苔色黄，常表示热证；舌苔厚腻，常表示体内有湿浊邪等。在疾病的过程中如果舌苔色是由浅转深、舌苔由薄转厚，表示病情逐渐加重；如果苔色由深转淡、舌苔由厚变薄，常表示病情好转。而舌苔滋润则表示身体的津液充足，舌苔干燥则表示津液已受伤损等。

一 什么是舌苔的有根无根

有人比喻舌上长苔就象地上长草一样，舌苔紧贴舌面，如从舌的肌肉里生长出来一样，叫作有根之苔。这种舌苔信号就是身体脏腑气血的直接反映，是健康或疾病的如实反映。一般情况下，不论何种舌苔色都提示脏腑有生气存在，但是如果病邪深重，虽然表现舌苔厚而有根，也要引起足够重视。

舌苔像涂抹在舌面上，四周洁净，不像是舌体里生长出来的，刮之易去，叫作无根之苔。舌苔为胃气所生，无根苔表明胃气已衰，多见于虚证、寒证；若无根苔刮之即去，不再生成新苔，表明正气衰败，这种舌苔多出现在疾病之后期，提示人体正气不足，不能祛除病邪，则不论苔薄或苔厚，都说明病情深重。

❷ 什么是苔质的润燥

舌苔润泽，表示"胃气"旺盛，脏腑的功能互相协调，津液的输布正常；舌苔干燥，则表示身体的"胃气"不正常，脏腑间不能协调津液的输布，所以表现津液不足的舌象。

❸ 什么是苔质的厚薄

望舌时透过舌苔能隐约看见舌体的为薄苔，正常的舌苔即为薄白苔，也表示病证轻浅。不能看见舌体的为厚苔，表示病证重一些，如果病中舌苔从薄变厚，表示病情向深一层发展，并且越厚表示病情越重，消化功能障碍的疾病比较多见。

❹ 什么是苔质的腐腻

腐苔是因形似豆腐而命名的，苔质颗粒疏松、粗大而厚，好像豆腐渣堆积在舌面上一样，刮之容易脱落，是体内的热邪蒸发腐浊之邪上泛于舌的舌象。一般见于内痈病，如肠痈、胃痈、肝痈、肺痈等。

腻苔的苔质颗粒细腻致密，揩之不去，刮之不脱，舌面上像有一层油状黏液，一般见于浊邪内蕴，阳气被遏，主湿浊、痰饮、食积等病证。

五 什么是舌苔的偏全

舌苔布满全舌称为全，若舌苔仅分布于舌的某一局部位置称为偏。例如舌苔可分布于舌面的前、后、左、右的某一局部。舌苔分布的偏位，是脏腑因疾病而不相互协调的表现。有的人认为舌苔偏于舌根者一般提示病在内部、下部；舌苔异常地偏于舌尖部者一般提示病在表、在外；舌苔异常地偏左、偏右提示病在肝胆。这种认识舌苔的临床意义并不大，只供参考，但一般可以提示脾胃功能障碍。若较厚的舌苔布满全舌，多为痰湿阻滞。

六 舌苔的常变

不论哪种苔色、苔质，什么样的舌形态，如果其舌象始终如一而没有患病的人，也应属正常的舌象。如图3的舌上黑痣，图4的剥苔裂纹舌都是从小就有的舌象，这种生理舌象不能作为病理舌象看待。

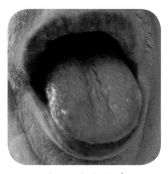

图3　舌上黑痣

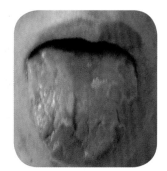

图4　淡红舌质、裂纹、剥苔舌

疾病会引起舌苔的变化，一般而言，舌苔由薄转厚，苔色由浅转深，多是表示病情转重。若在热性病的过程中，舌苔往往是由薄白转薄黄、由薄黄转厚黄，甚至转为灰黑；若在体力劳动之后，舌体会更显红色；若睡眠时张口呼吸，醒时口舌会有干燥的感觉；若吐泻失水严重，舌会变得瘦小而干；久患痰饮病者，痰涎塞阻胸膈，舌会变得胖大而润；平时舌体常显白厚苔，多提示脾胃虚而有湿；病中舌体本来有苔却突然无苔，提示阴液虚损严重；病中舌体本来无苔却突然有苔，是胃中腐浊之气上泛的现象；若服用消导、泻下的药物太过，会使胃气衰弱，导致舌光滑而无苔等。

七 舌象顺逆

疾病的过程中，舌象的变化都是随着病情的进退而变化的，舌苔的颜色、薄厚、多少的变化，可提示病情正邪进退的情况。

如果舌苔由薄变厚，苔色由浅变深，一般说明邪气加重，主病进。

如果舌苔由白转黄，由黄而渐退，舌苔由厚变薄，苔色由深变浅，舌苔湿润，黄苔退而复生新的薄白苔，舌苔变化较缓，说明正气渐复，表示病情好转，主病退，是顺证。如图5到图6就是一组反映病毒性感冒的顺变过程的舌象。

如果舌苔由浅黄变焦黄、由黄变灰黑，而且舌苔干燥，舌色干枯，没有鲜活的舌质，舌苔骤增骤退，舌象变化迅速，多表示病情暴变恶化，是逆证。

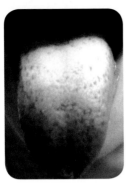 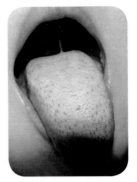

图5　厚白腻苔（病毒性感冒）　　　图6　红舌红点白苔（病毒性感冒）

舌苔色与主病

舌苔色一般有白、黄、灰、黑等多种颜色,各种颜色表示各种病证,有一定的对应规律性,有较可靠的参考价值,是观察舌象必须掌握的知识。

一 白苔

认识:白苔表示寒证、虚证。也见于外感病证的初期,或身体虚弱病证中的轻症。中医认为白色属肺,而肺主皮毛,所以这种舌苔多见于感冒风寒、风湿、寒湿等疾病的初期。是病邪轻浅,还未向里传入脏腑,脏腑功能还没有受到伤损的征象。也常见于疾病经过适当的治疗,疾病消退,身体转好的恢复期。

(一)薄白苔

舌象:白色薄苔均匀地布满在舌面上,舌苔润泽。如图7。

认识:淡红舌质、薄白舌苔是正常舌象的特征。薄白苔表示胃气正常,是脏腑平安无事、身体健康的信号。

现代医学认为薄白舌苔的成因是人体在正常的情况下,由于口腔的自洁作用和吞咽、咀嚼等综合作用,使舌黏膜上的丝状乳头间的角化物不断被清除，只留下一层薄白色的舌苔。

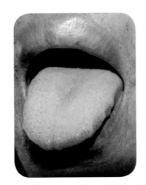

图7　薄白苔（风寒感冒）

（二）薄白干苔

舌象：舌面白色薄苔，津少欠润，有干燥感。见图8、图9、图10。

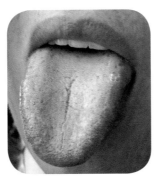

图8　薄白干苔，舌中薄黄，舌边尖红（风热感冒）

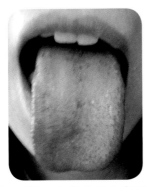

图9　薄白干苔（风热感冒）

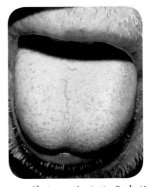

图10　薄白干苔（体虚有热）

口感：口微干、微渴。

主病：肺经病证，如感冒、咳嗽等。或者由于身体阳气虚弱，不能生化津液。

认识：薄白干苔一般是由于外感温热病邪，或感受秋燥之气而成。因为温邪和燥邪都是热性的病邪，侵犯肺经会损伤津液，所以舌苔薄白而干。舌苔薄白，提示病邪在肺经；苔干不润，则是津液欠少的表现。

如果长时间处于干燥的环境中，原来正常的薄白苔也会变得干燥欠润，这与温热病的薄白干苔性质不同。

★薄白干苔兼有舌边尖红、发热口干等现象，常见于风热感冒证或气候干燥季节的咳嗽等。此时舌边尖和舌面上的红色小点的多少、颜色的深浅是风热咳嗽病情轻重的特征。治疗常用桑菊饮、银翘散之类加一些清润的药物。

★薄白干苔而不口渴，舌体不红，并且没有发热的表证，可能是阳气虚弱，若肺脏津气两伤，气虚则不能正常输布津液，津少则不能滋润舌体，舌苔失却濡养而干燥。用药应滋补肺之气阴。中医说"土生金"，脾属土，肺属金，若脾气虚则不能化生津液营养以输布于肺，也会引致舌苔偏于干燥，此时用药应该补脾益气以生津液。

饮食宜忌：这一种舌象是无病或轻浅病的表现，但如果是在外感热病中，则饮食应该清淡。如果是因阳气虚弱不能生化津液引起的，应该注意补充营养，食物略偏温补，并忌服寒凉食物。

（三）厚白干苔

舌象：舌面布满白色厚苔，以舌中部为主，少津且显干燥。见图11、图12。

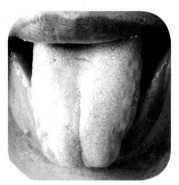

图11　厚白干苔

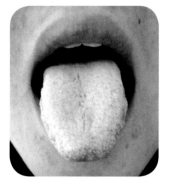

图12　白厚苔

主病：湿热郁滞。如肠炎、胃炎、便秘、气管炎、盆腔炎等病症都有可能出现厚白干苔。

认识：湿邪会出现白苔，苔干是津液损伤的表现，舌苔厚是湿邪阻滞的现象。由于湿热郁滞肠胃，脾的气化功能受阻，水液不能气化为津液以滋润舌体，所以出现干燥的舌象。

现代医学认为舌苔的厚薄主要取决于丝状乳头的增殖程度，有研究者称厚苔者唾液pH值明显低于正常舌苔者，厚苔者周围血象中的白细胞计数亦多高于正常舌苔者，说明厚苔者往往是与炎症感染性疾病相关联。

★舌苔白厚而干，舌中见腻苔，口虽干而不欲饮水，表示既是胃中燥热伤津，又有湿邪阻滞。治疗要先用生养津液的药物，再降浊祛湿。如先用沙参、麦冬、石斛、甘草、乌梅等煎服。服药后舌苔转润，再用清热化湿，如藿香、厚朴、茵陈、薏仁等药物把湿热清除了，津液就会回复。肠胃湿热郁滞时间较久所致的疾病会出现这种舌象。

★舌苔白厚而干，舌红，兼见腹胀便秘，是肠胃热积。可用润肠泻下药。

★舌苔白厚而干燥，湿滞的现象不显著而津伤的现象较重，是胃中燥热所致，应着重用生津的药而佐以祛湿。如花粉、麦冬、石斛、甘草、茵陈等。

饮食宜忌：饮食应该忌避辛燥、油腻，也不宜食过多生冷饮食。

（四）厚白滑腻苔

舌象：舌面布满白色厚腻的舌苔，湿润而滑，且揩擦亦难除。见图13。

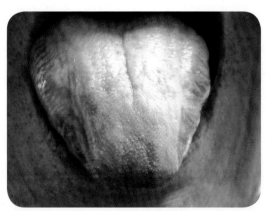

图13　厚白滑腻苔

口感：口干、口黏感。

主病：寒湿、痰饮。如胸水、腹水、哮喘、肠胃炎、胆囊炎、慢性气管炎、慢性肾炎、慢性肝炎等病症。

认识：舌苔白色是寒象，滑是湿象，白滑腻兼厚，提示寒湿阻滞较重。常见于脾胃寒湿病、痰饮病等水湿在体内停留过多的病症。多因脾的阳气不振而致寒湿痰饮停聚，治宜温中健脾，化湿祛痰。厚苔的变化程度往往表示病情的进退程度。

★厚白滑腻苔兼见腹部冷痛、腹泻或大便带有黏液，提示寒湿阻滞脾胃。如急慢性肠炎，治疗可以用健脾、燥湿和行气止痛药，如苍术、白术、白豆蔻、厚朴、茯苓等。

★厚白滑腻苔兼见怕冷发热，痰多色白，多见于兼有外感证的痰饮病。如急慢性气管炎、哮喘等。可以用化湿药加用宣肺解表药，如半夏、茯苓、苏叶、厚朴等。

★厚白滑腻苔兼见痰多、喘咳、胸膈满闷、腹部冷痛、四肢欠温，疲倦乏力，提示体内有痰饮，而脾的阳气不足。如慢性哮喘、慢性胃肠炎、心力衰竭等病症。应该用温补阳气、健脾祛痰、化湿的药，如附子、桂枝、干姜、白术、茯苓、五味子等。

饮食宜忌：忌油腻、寒凉食品、冷饮及生冷瓜果。

（五）白糙裂苔

舌象：苔色白，薄厚不一，颗粒粗糙而疏松，望之像砂子，用手扪之有糙手的感觉，干燥而硬，叫做白糙苔。如果苔质颗粒较细，质板硬，且有纵横裂纹，叫做白裂苔。见图14。

口感：口干、口渴、口苦。

主病：暴热伤津；暑热伤气，内夹湿浊。

认识：白糙裂苔提示内热变化迅速而且严重，津液也因之突然受到损伤。白糙苔和白裂苔两者可同时并见于舌面，所以叫作白糙裂苔。由于舌苔的转变没有热邪的传变迅速，所以在津液被热邪耗竭，舌体失去津液的供养而变得干燥、糙裂之时，舌苔色的变化较舌质的变化慢而仍然显示白色。这种舌象常见于温热性的传染病中。

★舌苔白裂，却不是很干燥，提示津液伤损尚未严重，常见于暑温病。见图15。治疗可以用清热解暑药。食疗可以啖食西瓜、梨子，也可用西洋参、葛根煎水服。

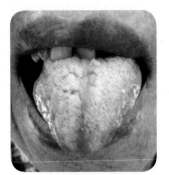 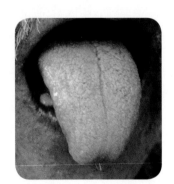

图14　白裂糙苔，舌中有如积粉　　　　　图15　白干糙苔
　　　（病毒性感冒）

★白苔燥裂，舌上干燥无津，白苔有裂纹，是提示真阴伤损严重，津液枯竭，可见于误服温燥药物者、中风后遗症者等。

（六）白苔积粉

舌象：白色苔布满舌面，颗粒疏松，像白粉堆积在舌上，扪之涩手。见图16、图17。

主病：温热病、瘟疫病、邪热内盛证。

认识：白苔积粉是温热病、瘟疫病中常出现的舌苔，提示体内有秽浊之气，并湿浊内阻，热邪遏伏不宣而有积秽于舌面。可见于肠伤寒、病毒性肺炎、病毒性脑膜炎等。

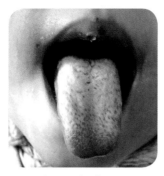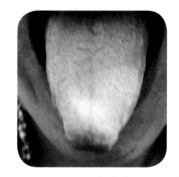

图16　白苔积粉　　　　图17　白苔积粉（病毒性肺炎）

　　现代医学认为高热会导致唾液分泌减少，口腔水分蒸发迅速，舌体的暂时性缺氧都可引起舌的干燥而形成白苔积粉。

二 黄苔

　　黄苔是里证、实证、热证的信号，在脾胃热病中最为常见。黄色在中医的五行学说中属土，脏腑的五行属性中脾胃也属土，属于身体的"里"，外邪从体表向里传入化热，脾胃病积热就会出现黄色舌苔，黄色越重表示热邪也越重。

　　现代医学研究认为黄苔与炎证性疾病、发热性疾病而导致代谢失常，口腔腺体分泌失常及消化功能紊乱的关系最大。这些疾病引起舌局部丝状乳头的增生，局部炎症渗出及微生物的着色作用而形成。

（一）薄黄苔

舌象：薄白中带有浅黄苔，略显淡黄色。见图18。

主病：风热表证，或风寒化热的初期。

口感：微干、微苦。

认识：薄黄苔多由薄白苔转化而来，是外感温病最常见的舌苔。黄苔主里、主热，苔薄是说明病邪不深，还未入里；色黄表示病邪已经化热。黄苔还带有白色就说明还有表证，病邪还未完全入里。感冒、支气管炎等病症常见薄黄苔。

★舌苔薄黄而润，见图19。表示津液未伤，若感冒病中见之，只用清热解表药就行了，不必要使用滋润的生津液药。

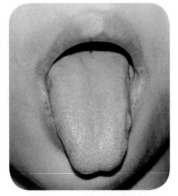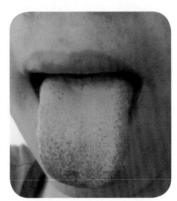

图18　薄黄干苔　　　　　　　　图19　薄黄润滑苔

★舌苔薄黄而干，表示热邪已经损伤了津液，但比较轻微。治疗应该在解表药中加入清凉生津的药。

★舌苔浅黄而厚，见图20，表示体内有湿热之邪。治疗应使用化湿清热药。

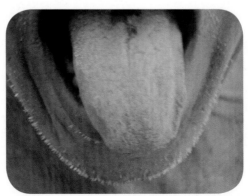

图20　浅黄而厚苔

饮食宜忌：忌食辛辣烧烤类，宜清淡饮食，并可对证吃些瓜果，比如西瓜、苦瓜、丝瓜、梨子、香蕉等，如果是湿邪明显，则不能吃太多的清凉瓜果，因为湿与凉结合往往会变寒，就会遏抑湿邪的消化。

（二）厚黄干苔

舌象：舌面苔色黄厚，干而少津。见图21。

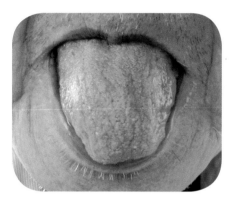

图21　黄厚干苔

口感：口干、口苦。

主病：里证、实证；各种感杂性热病。

认识：厚黄干苔也是很常见的热病舌苔，不论见于外感病或者杂病，都表示是里证、实证。往往是由薄黄干苔发展而成。外感疾病见之表示外邪已经突破身体的体表防线，侵入身体的里层，引起身热不退，舌苔由白转黄，由润转干，由薄变厚，这是外邪向里传变化热而出现的里热实证。如感冒、支气管炎、肺炎、胃炎、胆囊炎、肝炎、盆腔炎等病症都会出现这种舌象。

★杂病见苔黄厚而干是提示脏腑热邪较甚，热邪损伤了津液。

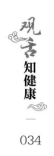

（三）黄燥苔

舌象：舌苔色黄而干燥。

口感：口干，口苦。

主病：热病、燥实病引致津伤证，热结便秘。各种感染性热病。

认识：黄燥苔比黄干苔更严重，多见于发热病中，是热邪伤津的表现。

★舌苔黄燥起刺，或舌中有裂纹，提示病已入里，津液的损伤严重。

★如果是热病后期，舌苔由厚转薄，由深黄转浅黄，但舌苔仍然是干燥少津，表示邪热虽退，但津液尚未恢复。

★黄燥苔而不发热，腹不硬痛，几日不大便，提示是便秘。

饮食宜忌：食物宜清淡，多食蔬菜瓜果，比如西瓜（有"天然白虎汤"之称，药食两宜）、苦瓜、丝瓜、梨子、香蕉等，忌油腻、烧烤类食物。

（四）焦黄苔

舌象：苔色老黄而且呈焦褐色，以舌的中心部和根部较甚。见图22。

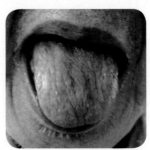

图22　焦黄厚苔

口感：口干，口苦。

主病：热极实证。脱水及各种感染性疾病，如肺炎、脑膜炎、伤寒和中风等。

认识：焦黄舌苔表示脏腑热实证，大都是由黄干燥苔转化而来。舌的中心部属胃，舌根部属肾，由于温热病邪炽盛，胃、肾的阴液被耗伤最为明显，火热盛而水液亏，所以见焦黄苔，而且以舌的中心部和根部较甚。也有在温病后期余热未净，津液损伤未能恢复而仍然见焦黄苔的。

★焦黄苔、舌淡白，是外邪传入里，阴液耗伤，脏腑实热；或者是温病后期胃肾阴亏。

★焦黄苔、舌红绛，表示外邪化热而传入心营之里，津液损伤严重，胃肠实热，肾阴亏损。

饮食宜忌：忌食辛辣油腻类；宜清淡凉润类，如荸荠、莲藕、葛根、冬瓜等各种凉性蔬菜；梨子、番木瓜、西瓜等凉性水果等。

（五）厚黄滑苔

舌象：苔色正黄色而较厚，舌苔颗粒分明、湿润光滑。见图23。

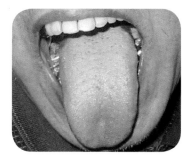

图23　厚黄滑苔（黄疸性肝炎）

口感：口苦、黏腻不适。

主病：湿热证、湿热兼痰饮证、痰饮化热证。如黄疸、胆囊炎、肝炎、肠炎、慢性气管炎、尿路感染、伤寒等病症。

认识：舌苔厚而滑，多数与痰湿有关。热邪初传入里，尚未伤耗津液，所以虽然身热而仍然苔质湿润，与湿有关系的病在早期都可以见到厚黄滑苔。

饮食宜忌：忌油腻、烧烤、辛辣等食物。

（六）厚黄腻苔

舌象：舌苔色黄而黏腻，颗粒紧密而黏滞。见图24、图25、图26。

口感：口黏腻、口苦。

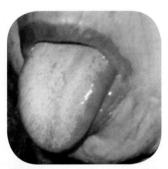

图24 厚黄腻苔（胃肠炎）

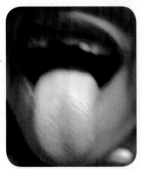

图25 红舌厚黄白腻苔（暑湿感冒）

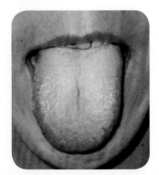

图26 红舌黄腻苔（食积哮喘）

主病：湿热证、痰热证。如支气管炎、支气管哮喘、肺脓肿、肝脓肿、阑尾炎等病症。

认识：厚黄腻苔表示湿邪和里热较重，热蒸湿而为痰，厚黄而腻是湿热和痰热的现象。还应结合舌质来判断。

★苔厚黄腻，舌质淡红，苔色润泽不干，是病邪初传入里化热，病未深重。

★苔黄腻，舌质红，舌苔的分布在舌的中心较厚，而边缘较薄，提示是痰热病或肠胃积滞蕴热。

★舌苔黄厚黏腻，舌质红，兼见胸腹胀满不饥，呕吐不欲饮食，多见于高脂饮食者、嗜好酒肉者。

★舌色深红或绛，苔厚黄腻，是病邪已传入里，病邪化热而严重。

★舌色紫红，苔黄厚带灰，苔润不燥是寒热错杂的重证。如急性肝胆疾病等病中都有可能出现这种舌苔。

饮食宜忌：由于热病挟有痰湿，必然食欲不振，所以饮食要清淡，忌油腻、烤炸类的食物。

（七）黄腐苔

舌象：苔色深黄，但不鲜明，缺光泽，舌苔颗粒不清，苔黄白厚腻堆积在一起。见图27。

口感：口苦、黏腻不适。

主病：湿热、秽浊、疫毒、食积。

认识：热邪与湿邪交织，食滞与湿热相混，秽浊不清，由胃中腐浊之气上泛而出现黄腐苔。

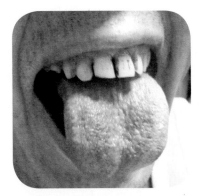

图27　厚黄腐浊苔（化脓性阑尾炎）

★舌苔黄浊而不甚厚，苔面光滑，脘腹胀闷，是湿热之邪还未结聚。

★舌苔黄浊，暗晦而厚，兼见便秘、腹满，提示湿热秽浊之邪已在胃肠中结聚为病。

★苔黄厚黏如疮脓，提示内痈病，如肠痈、胃痈、肝痈等。

三　灰苔

舌象：舌面浅黑色苔。见图28、图29。

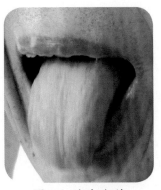

图28　淡灰白苔

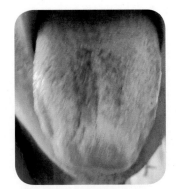

图29　灰黄干燥苔

口感：里热者口干、口苦。寒湿者口淡、口腻。

主病：里热证或里湿证。温病、郁积、痰饮等病症。

认识：灰苔常由白苔晦暗转化而成，也可由黄苔转化而成，都是里证。有寒热之分，由黄转灰或生芒刺、黑点、裂纹的是实热；舌淡灰而润滑是虚寒。苔的燥与润是辨证的关键。

现代医学认为灰（黑）苔的形成主要是由于丝状乳头增殖，使舌苔着色变黑所致。

★苔灰而干燥，舌红，是里热伤津，多见于外感热病伤耗津液，内伤杂病、阴虚火旺、郁热积滞、大便秘结等病症。

★苔灰白而滑润，呕吐腹泻，是提示体内阳气虚而且有寒湿，多见于脾胃虚寒的胃脘痛。如慢性胃肠炎、慢性胆囊炎、肝炎等病症。

★苔灰黄而腻是提示体内有湿热、痰湿。

★苔灰而且舌紫色，多提示是危重病，如呼吸功能障碍、心功能不全、肺气肿、肺心病等病症。

★苔灰润，舌淡，是脾虚食滞。亦有见于肾气虚弱病者。

饮食宜忌：忌油腻、辛辣。灰而干燥的津液伤损者可食一些清凉瓜果，灰白而滑润的寒湿者则应忌食生冷瓜果。

四 黑苔

舌象：舌面黑色苔。

主病：主寒极或热极的里证、重证。

认识：黑苔一般由焦黄苔或灰苔转化而成，其形成原因与灰苔大致相同。黑苔常出现在疾病的严重时段，在寒、热、虚、实各种病证中都可能出现，且都是里证、重证。故分辨舌苔的润燥至关重要。

★舌苔由黄转黑而且干燥，甚至舌上有芒刺的，大便秘结，是热极而又严重津液伤耗。常见于高热病后期、脑卒中等病症。

★舌苔由灰转黑而滑润的，多为阳气虚弱而又兼有寒湿。可见于慢性胃肠炎、风湿性心脏病等病症。

★舌质呈紫色，舌苔黄中带黑的是脾胃湿热，病邪入血化燥。可见于急性胃肠炎、中毒性痢疾等病症。

★红舌而嫩，苔厚腻而黑色的是里有寒而外有热，肠胃寒而肝胆热等寒热夹杂的疾病。如慢性肾炎、尿毒症、慢性胃炎等病症。

★舌淡白而中部见黑苔而润，是阳气虚弱而又有寒湿。可见于脑血管意外、慢性肾功能不全等病症。

★白苔中见黑刺或淡白而突然转变为黑色，色淡而润滑，刮之易脱色，是真寒假热证。

★舌苔薄，色黑如煤烟，是脾胃虚寒，又有湿邪。

饮食宜忌：重病期间，饮食最宜注意营养。但因为黑苔有寒热虚实的不同，所以饮食也应有所区别，黑苔而干者可食清凉瓜果，黑苔而湿者要忌食肥腻食物及清凉瓜果。

舌体色与主病

舌色有淡白舌、淡红舌、红舌、绛舌、紫绛舌、青紫舌等，各种舌色表示不同的健康情况和疾病性质。

一 淡白舌

舌象：舌体色白多而红少。见图30、图31。

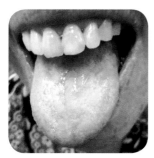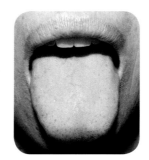

图30 淡白舌 　　　　图31 淡白舌（慢性胃炎、脾胃虚弱）

主病：虚证、寒证、气血两虚证。如贫血、慢性肾炎、慢性肠炎、微循环障碍、组织水肿、各种慢性虚弱性疾病等。

认识：舌体能反映人体气血的盛衰，淡白舌是虚寒舌的本色。由于血虚不能温养舌体，所以舌体色淡白，是身体虚弱、营养失调的舌象。淡白舌表示的症状有轻重之分，红色越少、白色越多表示虚寒越甚，如果显现枯白色则表示阳气已经很衰弱了。

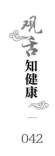
现代医学认为淡白舌的形成主要是红细胞压积低下，血浆黏度降低，血红蛋白减少而致舌体的颜色变淡。这种舌象是慢性病的舌象，不可能短时间治愈，中医说"有形之血不能速生"就是这个道理，需要有战胜疾病的信心，耐心治疗。

（一）淡白湿润舌

舌象：舌体色比正常者浅淡而显淡白色，舌上湿润。见图32。

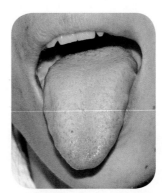

图32　淡白舌湿润苔（慢性哮喘）

主病：虚证。如各种疾病引起的失血、贫血、营养不良等病症。

认识：淡白湿润舌象常见于内科杂病，外感病较少见。这一类舌象患者是不宜使用寒凉药物的。

★舌淡白湿润兼见口唇色淡，面色少华，头晕耳鸣，脉虚弱，提示血气衰弱。常见于贫血、营养不良等病症。

★舌体淡白胖嫩，舌上水津较多，见图33、图34。舌边有齿痕，是脾阳虚弱，不能运化水湿。因为人体的水液是靠阳气运输布散的，水液流行阻滞，所以舌上水津较多。舌体胖嫩则是气虚不能收束舌体的表现。常见于如慢性肠炎、慢性肾炎、各类心功能不全等阳气虚弱病症。

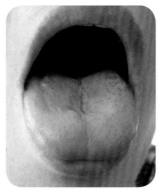 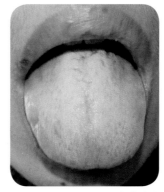

图33　淡白湿润且嫩舌　　　图34　淡白胖嫩舌（脾虚）

（二）淡白少津舌

舌象：舌体色淡白，舌上津液不足，或者没有津液。见图35。

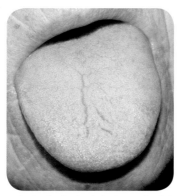

图35　淡白少津舌（老年人脾胃气虚）

主病：阳气虚弱，津液不足。

认识：舌淡白是阳虚的表现，由于阳气虚弱，不能生化津液充养舌体，所以舌淡白而乏津。常见于慢性胃炎、慢性肾炎、更年期综合征等慢性病症。

（三）淡白光莹舌

舌象：舌体色淡白，舌面苔全部脱光，平滑如镜。见图36。

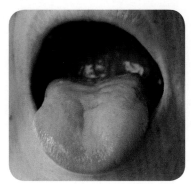

图36　淡白光莹舌

主病：脾胃阳虚，气血两虚。

认识：由于脾胃之气受损，舌体得不到营养的补充，致舌苔全部脱落，是阳气衰微、气血两虚的表现。可见于甲状腺机能减退、慢性肾病等病症和进行放疗、化疗等治疗之后的病者。

（四）淡白夹瘀舌

舌象：淡白舌的边尖部可见瘀点、瘀斑。见图37、图38。

主病：气虚血瘀证、血虚血瘀证。如慢性肾炎、慢性心功能不全、冠心病、再生障碍性贫血等病症。

认识：舌上出现瘀斑、瘀点是体内有血瘀的典型表现，因气血两虚，气血运行不力而造成血瘀。在治病过程中，这种因虚而致瘀的舌象并不容易在短时间改变。

饮食宜忌：忌食寒凉的食物，以免影响脾胃的运化功能，

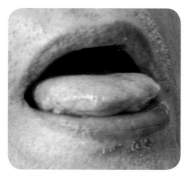
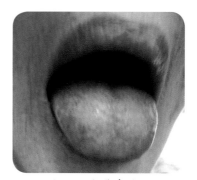

图37　淡白暗滞有瘀点　　　　　图38　暗滞有瘀斑
（高血压、冠心病）

运化不力则更加容易导致血瘀。

二 红舌

舌象：舌体色比正常的淡红色稍深。

主病：实热证、虚热证。

认识：中医学认为红色属火、属热。表证、里证、虚证、实证、热证都有可能出现红舌，只有寒证无红舌。热证又有实热、虚热的分别。实热证的舌体红色较深，舌干、有裂纹或者芒刺，舌苔黄而干；虚热证的舌体色鲜红，少苔或者无苔。

现代医学认为红（绛）舌的形成与发热、炎症、营养障碍和维生素缺乏有密切关系，舌的炎症反应导致舌黏膜的毛细血管扩张，血管腔内充血而致舌体呈红色；也可由舌微血管炎症而导致舌的微循环缓慢，影响了舌乳头黏膜的营养供给，致使舌黏膜变薄、变干而显红色。

（一）淡红舌

舌象：舌体色淡红均匀，色泽荣润。

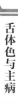

舌体色与主病

主病：舌淡红是正常舌象。如果缺乏润泽红活，则多是气血不足的表现。

认识：淡红舌是正常的舌体色，表示气血循行正常。而老年人的气血循行阻滞，也就比较少见淡红舌。一般疾病初起也可以是淡红舌，即使在慢性病中，如果仍表现为淡红舌，说明病情不很严重。

如果全舌大部分都是淡红色，而个别的部位出现特别红的现象，多表示虚火现象，如舌尖部偏红为心经虚火，舌中部偏红为脾胃虚火，舌根部偏红为肾经虚火，舌侧边红为肝胆虚火。

1. 淡红光莹舌（镜面舌）

舌象：舌淡红娇嫩，舌面光莹而无苔。见图39、图40。

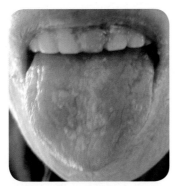 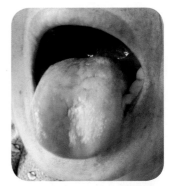

图39　淡红光莹舌（肺炎、　　　图40　淡红光莹舌（结核病）
　　　心力衰竭恢复期）

主病：气阴两虚。可见于如肺结核病、慢性心力衰竭、萎缩性胃炎、甲状腺机能减退症等病症。

认识：胃气虚弱则不能生长舌苔，胃阴伤则见舌体娇嫩，淡红光莹舌常表示气阴两虚的疾病。如肺部感染等发热性疾病的后期、胃肠病、肝肾病、放化疗术的后期，都常见这种舌象。

★舌淡红胖嫩，见图41。有薄白湿润苔，是脾虚不能运化水湿，胃肺水液潴留而瘀滞，可见于慢性气管炎、哮喘、肺心病等病症。

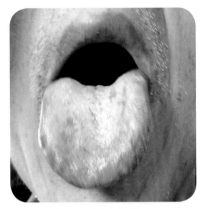

图41　淡红胖嫩舌

★淡红舌兼见暗晦胖大，多是阳气虚弱，气滞血瘀，常见于心血管疾病、脑血管意外、神经官能症、慢性肾病、再生障碍性贫血等病症。

2. 淡红裂纹舌

舌象：舌淡红娇嫩，舌上没有舌苔，舌面较干，舌中有深浅不等、不规则的纵横裂纹。见图42。

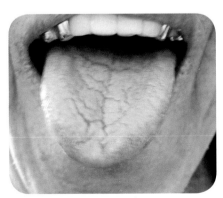

图42　淡红裂纹舌

主病：胃热盛，肝肾阴亏。如脱水、脑炎、肺炎、恶性肿瘤等病症中可见。

认识：淡红裂纹舌常是由于热病时间较长，胃火热盛伤耗津液而致。也有因肝肾阴亏、阴虚火旺，舌失滋养或腹泻失水而引起，也是老年阴血虚衰的常见舌象。

3. 淡红舌剥苔

舌象：舌淡红而舌苔部分脱落，脱落的部分平滑鲜嫩。见图43。

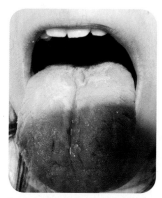

图43　淡红舌剥苔（脾虚）

主病：气血不足，温热伤阴。

认识：舌淡红色而舌苔有部分剥脱，表示久病体虚，化源不足，引致阴分和津液亏虚。

4. 淡红舌白腻苔

舌象：舌淡红，苔白而腻，舌边舌尖较薄，中部和根部较厚。见图44。

主病：湿滞津伤；湿盛热郁。

认识：白腻苔是痰和湿的表现，淡红舌白腻苔表示体内有痰饮、饮食积滞、湿性泄泻等疾病。

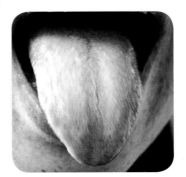

图44 淡红舌白腻苔

5. 淡红舌黄白苔

舌象：舌淡红，舌苔质薄白中带有淡黄。见图45。

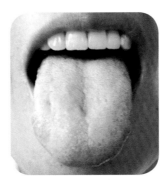

图45 淡红舌黄白苔

主病：表证化热入里，体内痰食热积。

认识：淡红舌黄白苔如果是见于有发热的外感病，是表邪初传入里化热；如果是见于杂病，表示体内有痰和食积，郁久化热。

6. 淡红舌灰黄腻苔

舌象：舌淡红，舌面布满黄苔，中心部有灰黑色，舌面湿润。见图46。

主病：湿热证。如黄疸性肝炎、胆囊炎、胃肠炎等病症。

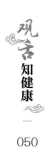

认识：腻苔是湿邪的表现，灰黄而腻表示湿邪与热邪较盛，病证比黄腻苔严重。与湿热相关的消化系统疾病可常见淡红舌灰黄腻苔。

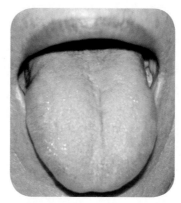

图46　淡红舌浅灰黄腻苔（脾虚夹湿）

7. 淡红舌灰黄干苔

舌象：舌淡红，苔灰黄而干燥。

主病：热邪化燥伤津。

认识：灰黄苔是热象，干燥表示津液损伤，是外感热病传里化燥，损伤津液的舌象。常见于感冒、支气管炎、肺炎等病症。

★全舌淡红，而舌尖部特别鲜红的是心经有火，常兼见口疮，小便黄赤等。

8. 淡红舌黑苔

舌象：舌淡红，舌中心部有黑苔而略带黄色，舌边有白苔，舌面湿润。见图47。

主病：热毒内实，湿浊瘀滞。

认识：脾胃为湿浊之邪所困，脏腑气滞血瘀，或时疫病邪与湿浊合而为患。可见于急性胃肠炎、急性痢疾等病症。

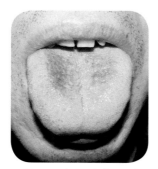

图47　淡红舌灰黑苔

（二）鲜红舌

1. 鲜红干燥舌

舌象：舌体色鲜红，柔嫩，舌面望之似润，但实则干燥少津。见图48。

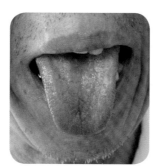

图48　鲜红舌（流行性感冒）

主病：热邪入里，津液损伤。

认识：鲜红、柔嫩是心营本色，由于热邪向里传入，心营受伤损而见，这种舌象也是阴虚、津液亏乏的现象。这一类舌象是不能使用温热药物的，以免热药更伤阴液。

★表示外感热病向里传入心营，阴液受损。可见于各种感染性疾病，如肺炎、脑膜炎等。

★表示内伤杂病，损伤了阴血，津液不能上布于舌，所以舌面干燥，可见于失血、脱水、营养缺乏等病症。

★全舌淡红而只有舌尖部鲜红干燥，或见口疮，是心火独旺。

2. 鲜红湿润舌

舌象：舌体色嫩红而湿润。见图49。

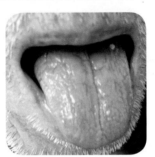

图49　鲜红湿润舌

主病：虚火兼痰湿。

认识：鲜红湿润舌提示热与湿相交为患，在外感热病中是表示因热邪入营，而体内又有湿热；在内伤病中是表示阴虚有火，又素有痰湿。是阴分已伤而湿邪留连未净之证。

3. 鲜红裂纹舌

舌象：舌体色鲜红，舌中有如"人""川""爻"字或槽裂形等不规则的裂纹，舌面很少苔或者无苔。见图50。

主病：阴虚发热，邪入营血，胃阴虚损。如发热病、脱水、电解质紊乱、糖尿病等。

认识：鲜红裂纹舌属心火旺盛，热毒耗伤阴液。是体内阴液亏损，不能滋润舌体，出现阴虚火旺的现象。常见于疾病发

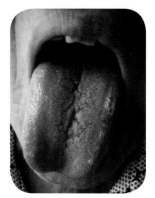

图50 鲜红裂纹舌（虚热）

热时间较长，邪热入侵营血，胃液耗伤，心火过盛等病症。慢性病津液亏虚也可以见到这种舌象。

4. 鲜红舌白点

舌象：舌体色鲜红，舌面上有散在的白色小点，突起于舌面。

主病：热毒上冲，损及舌面。

认识：这种舌象是由于热毒很重，舌面将要糜烂的征兆。如麻疹、猩红热、水痘、急性咽峡炎、手足口病等病症。

★鲜红色舌上有散在的白色小点，凹陷低于舌面，是由于脾胃气虚，又受到热毒损伤的现象。一些体质虚弱的人患急性热毒病可能出现这种舌象。

5. 红舌红点

舌象：鲜红色的舌上有散在的深红色（有的甚至是紫黑色的）小点，高起于舌面。见图51。

主病：热毒炽盛，病邪入营入血。

认识：在发热性疾病中，红舌红点表示温热病邪较重，热毒不但已经传里，而且入侵心营血分。常见于感染发热性疾病，可伴见神昏谵语、口干渴。红色越深越紫黑则表示病情越

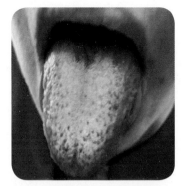

图51　红舌红点（高热病人）

严重。如病毒性肺炎、乙型脑膜炎等病症。

★素来消瘦，体质偏于实热，又误服太过的温热药物，导致阴虚火盛，会出现这种舌象。

★表示肠胃积热，大便秘结。

★表示肝胆郁热，湿热侵及血分。

饮食宜忌：忌食辛辣、烤炸油腻类食物，宜饮食清淡，可适当食清凉蔬果。

6. 鲜红芒刺舌

舌象：舌体色红绛，舌面上的原有颗粒增大成刺样，扪之碍手，多出现在舌的边尖部。见图52。

主病：热邪传入心营，热邪较盛。各种感染性热病。

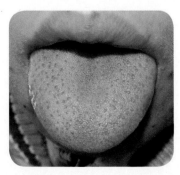

图52　鲜红红点芒刺舌（水痘高热）

认识：鲜红芒刺舌一般见于红绛舌的早期，是邪热传入营分的表现，表示热邪正盛。

现代医学认为鲜红芒刺舌的形成是由机体营养状况紊乱，舌乳头上皮萎缩，角化物脱落，丝状乳头萎缩，黏膜层中的血管充血扩张，菌状乳头增生突出而致。

三 绛舌

舌象：舌体色为深红色，且隐隐透出紫色。

主病：实热亢盛，热入营血，阴虚火旺。

认识：绛舌表示热极证、实证。多由红舌发展而成，是病邪侵入血分的特征。由于热病时间较长，病情深重，津液耗伤严重而致。观察时要辨别有没有舌苔，有没有津液。常见于感染性发热病、烧伤、手术后、肝硬化、甲状腺机能亢进症、糖尿病、尿毒症、急性红斑性狼疮、肿瘤病的晚期等病症。

（一）舌绛而有苔

舌象：舌体色绛红，舌面上有黄色或白色舌苔。见图53、图54。

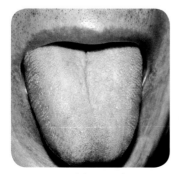

图53　绛红舌有苔

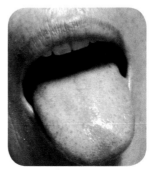

图54　绛红舌红点薄白苔（中暑）

主病：温热病邪传入营血。如支气管炎、肺炎、病毒性感冒、高热中暑等病症。

认识：舌面上有黄白舌苔，表示病邪未全侵入血分，阴津尚未被温热病邪伤耗太重。

（二）舌绛干而无苔

舌象：舌体色绛，舌面无苔而干燥。见图55。

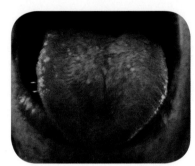

图55　绛干而无苔舌（感冒高热失水）

主病：病邪已传入血分，高热伤津。感染性疾病如病毒性感冒、肺炎、脑膜炎、细菌性心内膜炎等。

认识：表示病邪比较严重，血热较盛，津液伤耗严重，身体营养状况不佳。

（三）舌绛而有黄腻苔

舌象：舌体色红绛，舌面上有黄色黏腻苔。

主病：热邪侵入营血，兼有湿热、痰浊。可见于肠伤寒、脑膜炎、中毒性痢疾、坏死性阑尾炎等病症。

认识：舌色红绛是表示热邪传入营血，黄腻苔是表示体内有热化的痰浊湿邪。如果伴见神志昏迷，是湿热、痰浊和血热合而蒙蔽心包。

（四）舌绛而光亮

舌象：舌体色纯绛，舌面光洁如镜而不甚干燥。

主病：热邪侵入心包。可见于重症肺炎、脑膜炎、肝昏迷等病症。也提示是胃阴大伤。

认识：表示不但心营受损，而且胃的津液也耗伤严重。可见于感染性发热病的严重阶段。

★舌质光红柔嫩，望之似润但扪之却干燥无津，为热邪初退而津液未复之象。

★舌绛舌面光亮如镜而干燥无津，其主病为胃阴衰亡。

★舌质鲜绛，往往是心包络受邪。舌绛而中心干，属胃火伤津。

★舌绛而有大红点，是热毒深入营血。

（五）纯绛无苔舌

舌象：舌绛无苔，干枯不润。

主病：真阴虚极。可见于糖尿病、心力衰竭等病症。

认识：这是纯虚无实的舌象。多因为热邪久羁，胃阴虚衰，心营亏损，由于没有津液滋润舌体，所以不能生长舌苔。热病后期、阴虚严重者可能出现这种舌象。证属正虚瘀结，以阴液亏虚及中气大伤为主。

饮食宜忌：绛舌是热病、重病的表现，饮食宜用清淡甘凉濡润之品，要注意补充营养。忌食辛辣、烤炸、温热等食物。

四 紫舌

舌象：舌体色呈紫色，有的带有暗晦的绛色，有的带有淡青色。见图56。

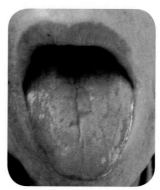

图56　紫舌

主病：热证、寒证、瘀血证。如肺炎、败血症、急性胆囊炎、腹膜炎、胸膜炎、坏死性阑尾炎、甲状腺功能亢进、肝硬化、结核病、尿毒症、卵巢囊肿、心力衰竭、肝性昏迷、恶性肿瘤等病症及酒精中毒等。

认识：紫舌从红绛色发展而来的叫作绛紫舌；由淡白舌转化而来的叫青紫舌；舌暗晦紫灰色的叫作暗紫舌。多由气血运行不畅，瘀血阻滞脉络而成，主病各不相同。

现代医学认为紫色舌的形成与缺氧、发热、红细胞压积增高、还原血红蛋白升高、血循环障碍等原因相关。

（一）青紫舌

舌象：紫色舌中带有淡青色，并见滑润。见图57。

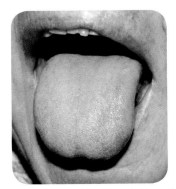

图57 淡紫舌（高血压脾肾阳虚）

主病：脏腑寒证，寒滞血瘀。如冠心病、各种心功能不全、脑血管意外、慢性肝炎、慢性肾炎、重症肺炎、哮喘等疾病。

认识：脏腑虚寒则气血运行阻滞，青紫舌如果是由淡白舌转变而来的，并见舌体滑润，四肢清冷，身凉、寒战、手指、足趾、嘴唇青紫，表示身体虚寒。也可见于老年人、体质虚弱等患者。

现代医学认为青紫舌者提示微循环障碍，心肺功能不良。

（二）绛紫舌

舌象：舌体色深红而紫。见图58。

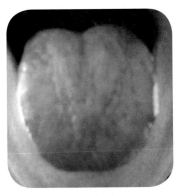

图58 绛紫舌

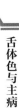

主病：高热伤津，气血瘀滞。如感染性发热疾病、病毒性感冒、脱水、毒血症、菌血症等病症。

认识：绛紫舌多由红紫舌发展而成，色深而少津，是热邪侵入身体的血分，表示体内热极，气血壅滞，血液运行不畅，可见于温病热极阶段。

饮食宜忌：忌食辛辣、烧烤、温补食物，宜食清凉滋润类食品。

（三）暗紫舌

舌象：舌体色紫而暗晦不鲜，舌面少润，且有斑点、瘀斑。见图59、图60。

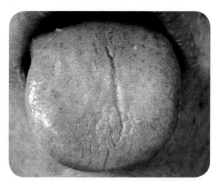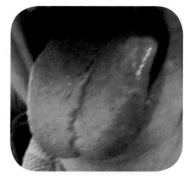

图59　暗紫舌（冠心病）　　图60　暗紫舌，舌边瘀斑、瘀点（动脉硬化）

主病：热病深重，血热阻滞，湿热夹瘀。严重的感染性疾病、心血管疾病、脑血管疾病等。

认识：这种舌象表示血瘀证。由于热邪深重，血热化燥，津液减少而致血液运行阻滞。

★暗紫色舌而兼见舌体胖而苍老，舌上有裂槽，舌的中部和根部有黄腻苔。表示气血运行不通畅，可见于心肺系统疾病引起的缺氧症状。

★舌体色紫而胖，舌苔厚腻，舌中部有黑苔。表示脾胃湿热未化而热邪入血化燥。常见于中毒性痢疾、急性胃肠炎、急性阑尾炎等。

饮食宜忌：以上几种紫舌都应该忌食油腻、辛辣、温热食物。

★青紫晦暗舌，兼见舌大，边有齿痕，中有黑苔而腻，是寒湿阻滞，血瘀化热。可见于急性心肌梗死、风湿性心脏病、脑卒中等病症。

饮食宜忌：忌服寒凉、肥腻食物。

五 青舌

舌象：舌体色青，如青黛色，或如皮肤上暴露的"青筋"色。见图61。

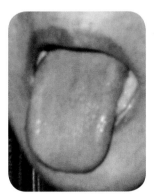

图61 青舌

主病：脏腑虚寒，瘀血郁阻，阳气遏抑。

认识：青舌主要是因为寒邪凝滞，血瘀阻滞，致使阳气郁阻不通畅所引起。现代医学认为青舌是由于微循环障碍而引起。观察青舌是否消退可以知道微循环障碍是否好转。

★舌边青色，是肝经血郁。可见于阳气郁阻，寒邪阻滞，亦可见于痹痛类疾病。

★舌青滑润，兼见恶寒腹痛、四肢感觉清冷，是脏腑虚寒，肝经寒气凝滞。可见于冠心病、慢性肠炎、疝气等疾病。

★舌色青，兼见口中干燥，但漱水而不欲下咽，口唇青紫，面青晦，皮肤有瘀斑，表示体内有瘀血或外伤所致。

★产妇舌青面赤，提示胎死腹中（这并非必然现象，这种说法仅供参考）。

饮食宜忌：青舌因于寒，饮食应该忌服寒凉；青舌因于热，应该忌服辛辣、烤炸、温热类食物。

舌体形态与疾病的关系

一 胖大舌

舌象：舌体虚浮胖大，色淡而嫩，舌边有齿痕。见图62、图63、图64。

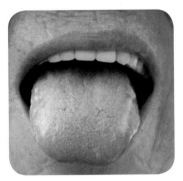

图62　胖大舌（哮喘）

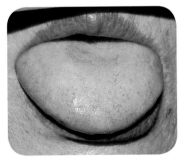

图63　胖大舌，有瘀斑、瘀点

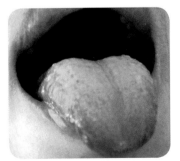

图64　淡红舌胖嫩

主病：脾虚、肾虚。如哮喘、慢性气管炎、肺结核、慢性肠炎、风湿性心脏病、肢端肥大症、神经血管性水肿、黏液性水肿、血管瘤、淋巴瘤等病症。

认识：胖大舌是脾阳虚和肾阳虚的舌象。多因身体虚弱，运化无力，致水饮、痰浊阻滞所引起。现代医学认为胖大舌和肿胀舌都是由于血液循环受阻，舌体的水液潴留而引起。

★胖大舌兼见舌苔薄白，面色㿠白，食欲不振等症状的，常表示脾虚。可见于慢性胃炎、慢性肠炎等病症。

★胖大舌兼见舌苔白滑，腰膝酸软，常表示肾虚。可见于慢性气管炎、哮喘、慢性肾炎等病症。

★胖大舌兼见舌质晦暗，有瘀斑，常表示体内气血阻滞。多见于心血管和脑血管病，如冠心病、脑血管意外等病症。

★胖大舌兼见舌淡红或红而胖大，苔黄腻，常表示脾胃湿热，体内有痰浊。

饮食宜忌：忌食寒凉、冷饮食物。

二 肿胀舌

舌象：舌体肿胀满口，甚至不能闭口，不能缩回口内，舌色深红。常伴有舌体木硬、舌质苍老、疼痛。见图65、图66。

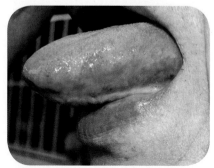
图65 肿胀舌（湿热病）

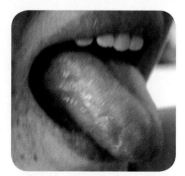
图66 肿大舌（便秘）

主病：湿热，心脾有热，中毒。

认识：肿胀舌象属于实证。由于心脾积热，或湿热、痰热壅盛，邪毒阻滞经脉而引起。

★肿胀舌兼见舌红、发热不退，苔黄、便秘、口渴、烦躁，是里热邪盛，湿热积郁。

★肿胀舌兼见青紫而暗，多是中毒引起血液循环障碍的表现。症状轻的可以用甘草、绿豆、黄连煎水服。也可见于平常嗜酒，热邪与酒毒结聚而表现于舌者。治酒毒可以用葛花、菊花、砂仁、茶叶等煎水服。

★舌肿胀大，甚至不能伸出口外，是脾胃湿热，治疗应用祛风化湿药。

★舌突然肿大如疱，表示心火旺盛，引起舌上血热壅塞，迫血成疱。这常是过敏现象，轻者可用蒲黄、冰片、芒硝为末掺搽。也可针刺舌下，使血出即可消肿。

三 瘦瘪舌

舌象：舌体瘦小而薄。见图67、图68。

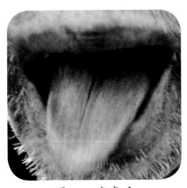

图67 瘦瘪舌

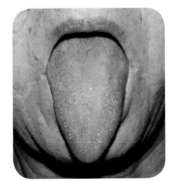

图68 淡白瘦薄舌（血虚眩晕）

舌体形态与疾病的关系

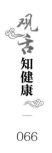

主病：气血两虚，津液伤损严重，营养不良。

认识：由于气血亏虚，不能充养舌体，所以舌体瘦瘪。多见于比较严重的津液、精血伤耗性疾病。现代医学认为瘦瘪舌的形成主要是由于营养不良，舌肌及舌上皮萎缩所导致。

★瘦瘪舌兼见舌淡白者，表示内伤久病引致心脾气血两亏，也可以见于贫血病人，治疗应该双补气血。

★瘦瘪舌兼见淡红而嫩者，是心血不足，阴亏有热。常见于慢性消耗性疾病，如慢性肝炎、肾病、结核病、糖尿病等病症。

★瘦瘪舌兼见舌紫绛而红，是身体内热炽盛，津液阴血损伤严重，从而不能濡养筋脉，有出现阴虚而抽风的可能。

★瘦瘪舌兼见舌绛色而干，甚至紫暗如猪肝色，是心肝血液枯少，多见于热病后期、气血未复。

★瘦瘪舌兼见舌红、干瘪，甚至不能说话，表示津液涸竭、阴气衰亡，是危重病候。可见于严重的肺结核病、癌症晚期等病症。

四 苍老舌

舌象：舌体纹理粗糙，有干敛而坚硬的感觉。见图69。

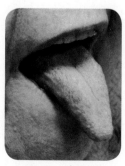

图69　苍老舌

主病：热证、实证。如支气管肺炎、乙型脑膜炎等。常见于急性感染性热病的高热阶段。

认识：苍老舌不论见于何种苔色都是实证、热证。表示正气未衰，邪气正盛，舌体被热邪熏蒸，水分丢失而显得粗糙苍老。现代医学认为苍老舌的形成是副交感神经张力降低，而交感神经张力亢进，使唾液的浆液性分泌减少而见苍老舌象。

★苍老舌兼见舌心绛色而且干燥，表示胃热影响到心营。常见于感染性疾病的高热阶段。

★苍老舌兼见舌尖绛色而且干燥，表示心火过盛。常见于热病后期。

★苍老舌兼见舌苔老黄而且干燥，表示胃火旺盛，湿温病化热。

★舌青而苍老，表示肝胆火盛。

五 娇嫩舌

舌象：舌质纹理细腻，舌色娇嫩，舌形多见浮肿。见图70、图71。

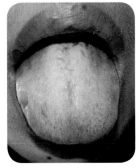

图70　淡白而嫩舌

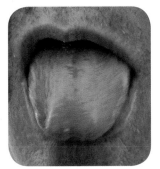

图71　淡白无苔娇嫩舌（慢性肾炎）

主病：气血亏虚，阳虚水湿。

认识：娇嫩舌多主虚证，由于气血亏虚，阳气虚弱导致水湿不化等原因引起。常见于慢性病的后期。现代医学认为娇嫩舌的形成与舌的结缔组织增生、组织水肿，血管淋巴回流障碍，舌的营养不良等有关。

★舌胖嫩而滑，必是虚寒证。可见于慢性肾炎、慢性胃炎、慢性肠炎、营养不良等病症。

★舌胖嫩而干燥，表示气血两虚。可见于贫血、营养不良等病症。

★舌青而浮肿娇嫩，表示肝胆气郁结不畅，精气亏虚，并且有气血运行阻滞的现象。

六 歪斜舌

舌象：舌体偏歪于一侧。见图72。

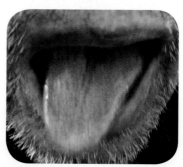

图72 歪斜舌（中风后遗症
患者舌头不能伸直）

主病：中风，瘀血阻滞。如脑血管意外、面神经麻痹、舌下神经麻痹、大脑发育不全、中风后遗症、乙脑后遗症等病症。

认识：舌歪斜表示身体被风邪、风痰侵袭或瘀血阻滞经络，致气血的流通不畅。是中风的常见舌象，或者是中风将发的信号。如果见于舌质紫红者病势较急。

★歪斜舌兼见言语不利，口眼歪斜，是风痰阻滞经络。可见于脑血管意外等病症。

★如果歪斜的舌体垂出口外，垂涎不能自己控制地下滴，这是一种病态，多见于精神病患者。

★如果因汗出当风，寒冷过度，致风寒之邪入侵，阻闭经络，会出现舌偏歪现象。如面神经麻痹等病症。

七 裂纹舌

舌象：舌面上见到深浅不一、多少不等、无规则的裂沟纹。见图73、图74、图75。

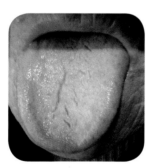

图73　淡白裂纹舌（贫血）

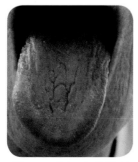

图74　暗红无苔裂纹舌
（冠心病、心力衰竭）

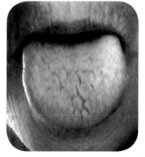

图75　裂纹舌（苔白厚而干燥）

主病：热盛伤阴，血虚，脾虚。如各种感染性疾病引起的高热伤津病变。

认识：裂纹舌是阴虚热盛、津液损伤的表现。裂纹少而浅者，病情轻；裂纹多而深者，病情较甚。舌有横裂者，表示身体素来阴液不足。另外，身体无病也有见裂纹舌的。现代医学认为舌上裂纹主要是由于舌黏膜萎缩而形成。

★舌红绛有裂纹，舌干燥，口渴，表示阴液伤耗较重。常见于高热、脱水等病症。

★舌淡白有裂纹，表示血虚阴液亏损。可见于营养不良，身体虚弱者。

★舌淡白胖嫩、舌边有齿痕，而且有细裂纹，表示脾虚有湿。常见于营养不良病症。也可见于慢性肠炎、慢性胃炎、慢性肾炎等病症。

★舌红赤，苔厚腻而有裂纹，表示脏腑实热。可见于便秘者。

★舌生裂纹如冰片纹，表示津血亏少，不能营养舌体。常见于老年人身体衰弱出现阴虚病症者。

八 芒刺舌

舌象：舌体上有红色颗粒突起像刺，摸时感觉棘手。见图76。

主病：热邪入里，邪热太盛致胃肠实热，心营郁热。

认识：舌生芒刺是表示热邪甚烈，热邪内结肠胃，变化成燥热，进而损伤津液；或者热邪侵入营分，引起高热不退，耗

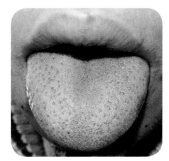

图76　红舌红点芒刺（水痘高热）

伤了津液，舌失去了津液的滋润使原来的舌面蕾粒变干变硬而生芒刺。

要认识舌体上有一些软刺（微微突起）是正常的，没有软刺、或者软刺很少是正气虚弱的现象。

★芒刺舌兼见舌苔焦黄、舌绛而干，是高热亢盛的现象，可见于如肺炎、伤寒、猩红热等病症。

★芒刺舌兼见舌苔黄厚而干燥，舌中心焦黑起刺，并见脐周围胀满硬痛，是里热结积在大肠。常见于湿热温病，高热便秘。

★舌中有红点，目黄、尿黄，是黄疸将发的现象。胆囊炎、肝炎病可见这种舌象。

★舌尖红赤起刺，是心火旺盛。可见于神经衰弱、失眠等病症。

★舌尖灰黑干燥起刺，表示热极，津液干涸。可见于各种高热疾病。

★舌边起刺，多是肝胆火盛。可见于郁怒症、焦虑症。

★舌绛色，无苔而生芒刺，表示热邪深重，阴分和津液受到较重的损伤。可见于各种高热疾病后期。

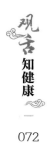
九 剥舌

舌象：舌苔剥落不全，剥落处光滑无苔，成为没有规则的图形，所以又叫作地图舌。见图77、图78。

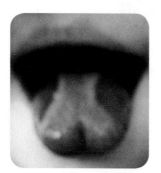

图77 剥舌（地图舌）

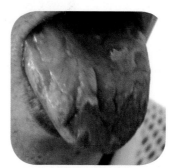

图78 剥舌

主病：胃阴虚，气阴虚。

认识：外感热病后期，胃阴亏损；或慢性病迁延引起阴液伤耗，胃中阴液不足，不能滋养舌体而导致舌苔脱落。现代医学认为剥舌是由于舌面上的丝状乳头剥脱所引起。

★舌质红而苔剥脱，口干，食欲减退，干呕，大便秘结，表示是热病后期，热邪伤耗了胃阴。或者是慢性病伤损了阴液，胃失去了阴液的滋养而不能生长舌苔所致。治疗要滋养胃阴。方药如沙参、麦冬、生地黄、太子参等，水煎服。

★舌质淡红而苔剥，伴有短气、疲倦、心烦、盗汗口干、咽干等症状，表示是气阴虚证。治疗要补气养阴。方药如红参、麦冬、五味子，水煎服。

★小儿出现地图舌一般见于6个月以后的小儿，有的认为是营养缺乏的现象。常见于脾胃虚弱者，症状是食欲不振，舌淡，舌苔白而少。治疗上予健脾气、养胃阴。方药如党参、茯苓、白术、甘草、山药、乌梅等，水煎服。

✚ 瘀点瘀斑舌

舌象：舌上有青紫色、淡黑色或黑色之瘀点或斑点。见图79。

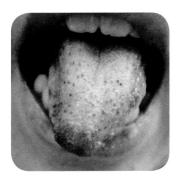

图79　瘀点瘀斑舌

主病：多为内有瘀血蓄积。

认识：中医认为舌头表面有紫点多是痰浊血瘀的表现，是血液循环瘀滞而引起的。

★瘀点兼见舌质暗晦，红赤者多是热实证而兼瘀。

★瘀点兼见舌质淡白暗滞者，多是体虚而兼瘀。

✚➊ 齿痕舌

舌象：舌体边缘印有牙齿的痕迹。多伴有舌体胖大，舌质嫩。见图80。

主病：脾虚、寒湿。

认识：齿痕舌不论何种苔色，都主虚证，也主寒湿痰浊。

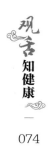

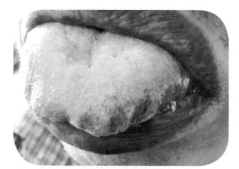

图80　齿痕舌

是由于脾气虚弱不能运化水液和痰饮，水湿阻滞于舌而引起舌体胖大，胖大的舌体受牙齿的挤压而形成印痕。现代医学认为一方面是舌体水液潴留引起舌体水肿，另一方面由舌体肌肉松弛而引起。

★齿痕舌兼见舌体色淡白湿润，是表示身体虚寒、湿邪壅滞。

★齿痕舌兼见舌淡，苔薄白，面色萎黄，神气疲倦，食欲不振，表示脾气虚弱。多见于久病体虚、思虑过度及慢性肠炎、消化不良、营养不良、贫血者等。治疗上应予补中益气。药用人参、白术、茯苓、炙甘草、炙黄芪、当归等，水煎服。

★齿痕舌兼见舌质淡白，舌体胖大而嫩，舌苔白，舌面湿水滑，面色苍白或青黑，乏力，或者浮肿。表示阳气虚弱引起水湿不化。多见于体质不足，久病阳气虚损，年老体质衰退。可见于慢性肾炎、慢性胃炎等。治疗可用人参、白术、茯苓、炙甘草、炙黄芪、熟附子等，水煎服。

★舌体红肿，胀大满口，挤压牙齿而有齿痕，是表示湿热、痰浊壅盛。

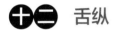 舌纵

舌象：舌体伸出口外，回缩困难或不能回缩，并且流涎不止。

主病：心火过盛，脾气虚弱。

认识：舌纵以实证为多见。

★舌纵兼见舌红绛而干，舌体伸出口外，回缩困难，面红、烦躁、口渴、尿黄，表示心火旺盛。

★舌纵兼见舌质淡嫩，舌苔薄白，舌体伸出口外，回缩无力，或者麻木不仁，表示中气虚弱，不能收束舌体。

★肾阴虚也致本病，因足少阴肾经循咽喉而夹舌本，肾阴虚则舌本失养而纵出不收。

十三 舌短缩

舌象：舌体紧缩，不能伸长。见图81。

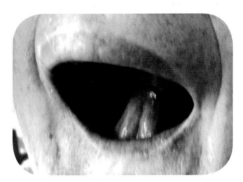

图81　舌短缩（脑血管意外后遗症）

主病：危重证候。

认识：舌短缩无论见于虚证或实证，都是危重的证候。

★舌短缩兼见舌质淡白或青紫，舌面湿润，表示寒邪凝结于筋脉，为寒证之危候。

★在热病中，伸舌困难，伸则频频振动，言语不清楚，是表示正气虚极的险象。

★舌蜷缩，青紫而焦燥，或胀大，表示热病危重症。

★舌短缩兼见舌体胖大，舌苔黏腻，表示痰浊阻滞。

★舌短缩兼见舌红绛而干，是热邪过盛，伤耗津液，提示有发生抽风的可能。

★舌短缩兼见舌淡白胖嫩，表示是严重的气血两虚证。

十四 舌强硬

舌象：舌体转动不灵活，不柔和，甚至舌体板硬强直，多兼有言语不利。见图82。

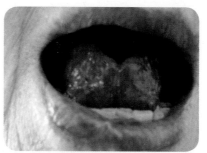

图82 强硬舌（中风后遗症患者
舌头僵强不活）

主病：中风、痰浊。

认识：舌强硬多与风、痰病证有关，多因外感热病之邪传入心包，扰乱心神，或高热伤津，筋脉失养，是急症、重症的表现。脑血管意外常见这种舌象。

★在外感发热病中见舌强硬表示热邪入里，热毒壅盛，或痰湿内阻、痰浊蒙闭心窍而影响神志。

★在内伤病中出现舌强硬常为中风的征兆，要特别警惕。

★舌强硬而不能言语是危重证候，常表示心脑疾病危重病症。

十五 舌痿软

舌象：舌体软弱，伸缩无力或不能自主转动。

主病：气血两虚。

认识：舌痿软表示气血两虚，由于阴液亏损，舌体失缺营养，肌肉中的筋脉失养而废弛所致。常见于神经系统损害，舌神经功能丧失，疾病晚期体质极其衰弱者。

★舌痿软见于初病不久，兼见舌红绛，表示热邪较盛，伤耗了阴液；或是阳虚火旺，使胃和肾的气津两亏，舌的筋脉失养所致。

★舌痿软见于久病兼见绛色无津，表示阴液亏损已极，病情险重。

★舌痿软见于久病兼见淡白舌者，表示气血两虚，不足以濡养舌的筋脉而致。

十六 吐舌

舌象：舌体伸出而迟缓，收回也迟缓。

主病：心脾热盛，见于热性病。

认识：吐舌多表示心脾积热，热毒攻心，令舌络牵紧。若

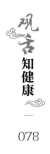
舌色紫赤而吐出不收，是热毒内攻心包的危重症。

十七 弄舌

舌象：弄舌是指舌体频频伸出口外，又立即内收，上下左右不停地伸缩，舔口唇四周，像蛇吐舌一样。

主病：心脾实热，肝风内动。

认识：弄舌表示心脾蕴热。常是中风、抽搐的先兆。也是小儿大脑发育不全，智力低下的常见舌象，如伸舌样痴呆症。

★心脾实热：弄舌兼见身热面赤，烦躁不安，大便秘结，口舌生疮，口渴而喜欢喝凉冻的饮料。

★脾肾虚热：弄舌兼见舌红少苔，口角流涎，心烦，手掌心感觉发热，口渴而喜欢喝温热的饮料。

★癫痫弄舌：常兼症见摇头弄舌，突然昏倒，神志不清，口吐涎沫，四肢抽搐，醒后如常人。

★心脾两虚弄舌，小儿先天不足，大脑发育不全也可出现吐弄舌，但舌色淡白，多呈虚象。

★如果是重病之后出现弄舌的，提示病情凶险。

十八 舌颤动

舌象：舌颤动是指在伸舌时舌体不由自主的颤动不定现象。

主病：高热烦躁，手足抽搐，神经系统疾病。

认识：舌颤动一般表示动风的迹象，也见于震颤麻痹等神经系统疾病。

★如果在外感病中出现舌颤动，兼见高热、烦躁，舌红绛、舌苔焦黄，常与神昏谵语并见，是热极将要发生抽搐的征兆。

★虚风内动舌颤，并见舌红，四肢颤抖，步行不稳，头痛眩晕。

★血虚舌颤，舌微微颤动，舌色淡红，是气血两虚，阳气衰弱。多见于久病虚衰者。

★酒毒舌颤，见舌色紫红，舌伸而颤，手麻颤抖。常见于嗜酒年久，酒毒伤损肾阴肝阴者。

十九 舌麻

舌象：舌体自觉麻木，是指舌头有麻木的感觉。

主病：血虚，肝风内动，风痰，痰火。

认识：舌麻是患者的自觉症状。多由血脉瘀滞舌本而致舌体感觉迟钝麻木，或气血虚弱，气血不和而引起。现代医学认为舌头发麻多与血流缓慢、血黏度增高、微循环改变、局部供血不足或脑供血不足有关，也可能是颅内脑血管疾病。

★血虚舌麻：由失血过多或化源不足而致营血衰少，舌肌失养。多见舌淡，麻木，面色苍白，心悸，气短，脉细无力等证。

★肝风内动舌麻：由肝阳亢盛而化肝风，肝风侵扰筋脉而致舌麻而强，言语不利，头痛，头晕，或半身不遂。也有肝肾阴亏、水亏火旺、阳亢化风上扰而成。

★痰火舌麻：由素多痰湿，复感火热之邪，热邪炼液为痰，痰火之邪上壅，故舌麻而强。常见舌红，舌苔黄腻或燥，

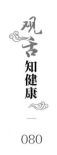

眩晕口苦等症。

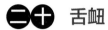 舌衄

舌象：舌体见有少量血液而非外伤性出血。见图83。

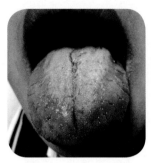

图83　舌衄、剥苔

主病：血热妄行或脾虚不能统血。

认识：舌衄是由于肺热、胃热、肝火等脏腑火盛，或阴虚火旺，或气血虚弱而引起。常见于血液病患者，如白血病、再生障碍性贫血等。

★舌衄兼见舌红或紫，口苦口干，表示心脾有热，血被热迫而向外渗出。

★舌衄兼见舌肿而硬，舌苔黄，舌边红绛，头晕目眩，表示肝火旺盛。

★舌衄兼见舌色淡白，舌苔白，身体疲倦，表示脾气虚弱，不能收摄血液。

★舌衄兼见舌红、尿赤、心烦、舌尖出血，表示心经热毒壅盛。可用蒲黄、槐花为末搽之，并以竹叶、石膏、生地、黄连等，水煎服。

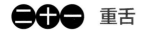 **重舌**

舌象：因舌下近舌根处舌体肿大，其肿形似舌下又生一小舌。为舌下皱襞肿起又名子舌、重舌风、莲花舌。可见舌下血脉肿胀，或红或紫，或连贯而生，状如莲花。

主病：心脾湿热。

认识：重舌是因心脾积热上攻，或虚火上炎舌本，热结血瘀、湿热停聚所致。

★重舌见舌苔厚黄，一般是脾胃湿热或者积热，可以使用清泻心脾药，如竹叶、栀子、石膏、黄芩等；若厚而腻滑则和寒湿重有关，宜使用祛寒湿药，如苍术、白术、藿香等。

★重舌兼见舌色鲜红，舌下血络壅滞而肿，是心脾郁火，常见于思虑过度，误服温补，饮食过于辛辣厚味。治疗可用针刺出恶血，并用紫雪丹掺搽，内服药可以用黄连、黄芩、大黄等，水煎服。

★重舌有的是由酒后当风，外风和体内痰浊相互为患而引起的。治疗可用针刺出恶血，以竹沥调黄柏末掺搽，并可以服清凉解毒药。

舌下脉络

认识：舌体脉络丰富，也比较显现，容易观察，人体津液是否充足、气血运行是否通畅，都可以在舌下反映出来。正常的舌下脉络暗红色，青紫隐隐，柔软，不粗胀、不扭曲。见图84。

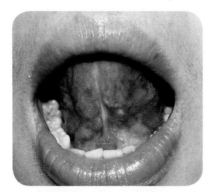

图84　正常舌下脉络

★舌下脉络见青紫色、或青黑色小疱，多为肝郁气滞，血瘀不行。

★舌下脉络色紫而弯曲，或周围有结节，是气滞血瘀的表现。动脉硬化、心肌劳损、冠心病常有这种舌象。见图85、图86。

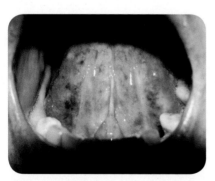

图85　舌下脉络瘀积（高血脂症）

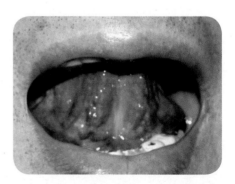

图86　舌下脉络青紫曲张瘀滞（高血脂症）

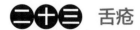 舌疮

舌象：舌体表面出现一个或多个溃疡。见图87。

主病：心火上炎，阴虚生热。

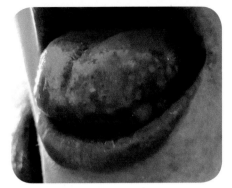

图87　舌疮

认识：舌疮是很常见的舌病，常反复发作，由于舌疮的表现是肿、痛，所以人们常认为是一种炎症，其实治疗舌疮不能一概认为是炎症而都使用清热解毒药，因为长期服清热药会导致身体虚寒，使体质更差，而体质差则更容易复发口舌疮。所以治疗要根据症状用清热药或滋补药，也要注意培补体质。

现代医学认为口舌疮病是免疫机能紊乱的表现。

★心火过盛：舌体红，以舌尖为甚，一般在舌面、舌边、舌尖等处出现一个或多个溃疡点，疼痛较剧。常伴有心烦不安，失眠不宁，小便短赤。多见于工作紧张，压力大，心情抑郁的人，也是神经症患者的常见舌象。治疗宜清心火、利尿导热下行。方药如生地黄、玄参、栀子、淡竹叶、牡丹皮等，水煎服。

★胃火热盛：舌体红肿，舌疮溃疡较大。伴有口臭、口苦，大便秘结等现象。常见于一些生活安逸，缺少运动，烟酒过度，喜欢吃烧烤、油炸等高脂食品者。治疗上应该戒烟酒，并宜服清胃火、泻热毒的方药，如石膏、生地黄、知母、牡丹皮、大黄等，水煎服。

★脾气虚夹热：舌体淡白，舌疮低陷，久治难愈，伴见疲倦、气短或低热等。常见于久病体虚，饮食减少，中气不足的患者。治疗宜补益中气。方药如党参、白术、茯苓、甘草、黄芪、黄精等，水煎服。

★阴虚火旺：舌质淡白而舌尖红，舌疮经久不愈，伴口干、但饮水不多、头晕、失眠等症，是由于血虚燥热而引起。常见于病后体虚、更年期、月经失调、工作紧张、熬夜、休息时间不足者。治疗宜滋阴降火，方药如知母、女贞子、牡丹皮、白芍、熟地黄、巴戟天等，水煎服。

★下寒上热：舌质淡白，舌苔薄白，舌根部生疮长期难愈。常见于久病之后，体质虚弱、房事不节的人。治疗宜温肾降火，方药如熟地黄、巴戟天、淫羊藿，附子少量，水煎服。

治疗方法：可于疮面上撒搽云南白药粉或西瓜霜。

二十四 舌疔

舌象：舌上生豆粒大的紫色疱。

主病：心脾火毒，虚火。

认识：舌疔是疔疮的一种。是心脾火毒、虚火上炎而成，舌局部的炎症也可能引起。红肿硬实而痛，甚则出现寒热等全身症状。

治疗方法：初起病症轻者可以于疔肿处搽紫雪丹、西瓜霜，内服黄连解毒汤一类的清热解毒药，病症重者必须请医生治疗。

二十五　舌菌

舌象：舌菌是以舌体赘生肿块，如菌、如结核或如鸡冠，色暗，或腐烂如绵，或坚硬或溃烂，渗液秽臭，见图88。

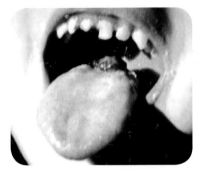

图88　舌菌（舌菌状良性增生物）

主病：心经火毒，郁积而生的肿瘤性舌体赘生物。

认识：病因为舌部经络阻塞，气血瘀滞，火毒痰瘀互结为患，与现代医学的舌癌相类似，为极难治疗的疾病。

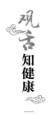

危重病舌象

古人有用舌象判断病症的危重和预后，甚至生死，很有临床参考价值，值得重视，以免差错。

（1）脏气衰败病症的舌象

唇青舌黑如去膜猪腰者，前人称为猪腰舌。热病见之多为热极伤阴，胃气将绝；若舌体赭黑色而乏津，为肾阴将绝，疾病危重。

杂病见猪腰舌，舌质色深紫，无苔，舌面有津液敷布，光滑如镜，状若猪腰切面，舌之根神俱无，常有舌痛或灼热感，此为瘀血明证，疾病危重。

舌紫暗而干晦如猪肝色，主内脏败坏，疾病危重。

舌如镜面而干，色如朱红柿者，其舌质越红越无苔，病势发展越快越险恶。镜面舌而枯白色，主阴血亏竭，阳气将脱，疾病危重。

舌糙刺如砂皮而干枯燥裂者，为津液枯竭，病危。

舌干老敛，舌面干燥无津，形如干荔枝肉者，为热极津枯之象，病危。

全舌白苔如雪花片者，是脾脏阳气虚寒；久病舌净无苔者，是胃气将绝。

舌体卷缩而且阴囊内缩者，为厥阴肝气将绝。

舌强直转动不灵活，且语言不清者，为难治病症。

（2）重病难治的舌象

温热病中如果舌忽然变棕黑色，舌苔焦黑干燥并见代脉者；疳病舌上有焦黑点，耳边有青脉者；疳病口渴，饮水不止而舌黑者。

（3）危重病的舌象

临床上如果舌淡灰转黑、淡紫转蓝者；舌见蓝色者；舌黑烂而频啮者；舌短卷、痿软、枯小者；舌底干燥，舌苔如豆腐渣者；舌满口生白衣如霉苔，或生糜点者；舌干枯痿、晦暗无神者；舌燥苔黄、舌中心晦黑色直通舌尖，且下利臭水者；舌㿠白兼青者；全舌见姜黄色舌苔、淡松花舌苔者；舌边缺陷如锯齿者。

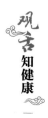

舌形与体格体质的关系

　　舌的形体与人体大小一般成正比例的关联性。体格魁梧强壮，舌体自然宽厚壮健。体格纤小，舌体大多娇小不厚。

　　体质衰弱，先天不足，舌体一般瘦薄。

舌形态与性格的关系

　　舌的形态不能决定人的性格，但性格活动可以影响舌的形态。前人认为"舌为心官"，心是主神志的，因而认为人的性情与舌形有一定的关系。喜欢活动，喜欢说话歌唱，性格开朗、精神饱满者舌体大多光鲜灵活；性格木讷，不喜欢活动社交者，如一些先天愚型患者的舌体大多色滞呆板。

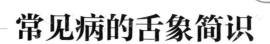

常见病的舌象简识

一 外感病

外感寒邪之初舌苔多薄白，外感热邪舌苔多黄，外感寒湿邪舌苔多白腻，外感湿热邪舌苔多黄腻。外感病的舌苔由白色→黄色→焦燥→灰黑是病邪向里传，是病情向严重发展，反之是疾病好转。

二 急性胃肠炎

肠炎往往和湿邪有关，舌苔白或白腻表示寒湿；舌苔黄、或黄腻表示湿热。舌苔薄表示病情轻；苔厚表示病情较重。如果舌苔黄燥、干裂，往往是表示有脱水现象。

三 慢性胃炎

慢性胃炎轻症以舌淡、薄白苔为多见。病程久者多见红舌、薄黄苔；如果是紫暗舌、黄腻苔，常提示湿邪兼瘀，表示病程长，病情较重。

四 慢性支气管炎

慢性气管炎如果是白腻苔的多属寒痰，如果是黄腻苔的多属热痰。舌苔薄者病情轻，舌苔厚者病情重，厚腻苔和厚干燥苔都表示病情迁延，病情严重。

五 哮喘

哮喘病与痰、湿关系为多，所以舌苔多见白或白腻苔、或黄腻苔。如果舌淡红、苔薄表示病情较轻；如果舌紫暗表示病情重。病程中如果舌苔增厚而腻滞不化，表示哮喘未能控制；如果舌苔由厚转薄，腻苔逐渐消化，表示病情好转。如果久病伤阴的哮喘，也有表现为热象的，此时可见舌红苔薄黄。

六 高血压

高血压病一般见于成年人，可见各种舌象。如果是身体虚的则以舌淡白、舌苔白的舌象为常见。阴虚而有虚火现象的则常见红绛舌，舌苔较薄。舌苔厚腻是兼有痰湿的现象。如果有瘀点、瘀斑，或者舌体紫暗，舌下脉络曲张、紫暗常表示病程日久，或兼有冠心病。但是如果兼见舌颤动、舌歪斜、舌麻木等舌象就表示病危重，一定要去看医生。

七 冠心病

冠心病多见于老年人，其舌象可以反映病况的轻重。如果见舌紫色、淡紫色或青紫色，多表示血液循环阻滞。舌质越紫暗，就越可能兼见瘀点、瘀斑。舌下脉络增粗、曲张、暗滞，多表示病况较重。

八　心肌梗死

心肌梗死的舌质多为暗紫色，有瘀点瘀斑，舌下脉络紫暗，恢复期舌苔多为白腻或黄腻。如果病程中一直是白苔的多表示病情较轻，预后较好。如果一直是黄腻苔，或变为黄燥苔的，多表示病情较重，病情恶化。

九　中风

中风轻症者舌质红，舌苔薄黄，舌体大小和舌形态无变化，预后较好。如果舌体蜷缩、歪斜、僵硬，舌色紫暗，苔黄燥、干厚、焦黑的，表示病情严重，预后较差。

十　糖尿病

糖尿病患者，舌质多偏红色，舌面干燥，舌苔少而薄，后期甚至见绛而鲜亮舌。见青紫舌的多表示合并心血管病；而见舌淡胖的表示身体阳气虚弱。

十一　肝炎

急性肝炎多与湿热有关，常见舌体多是舌红、黄厚腻苔。如果在急性期舌白、厚腻苔不退，表示转化为迁延性。慢性肝炎有邪伤血络的现象，常见舌色暗晦，舌边尖出现瘀点，苔黄，严重的会出现红绛舌，光剥苔。

⓬ 肾炎

慢性肾炎阳气虚者的舌体多胖大，舌边有齿印，舌淡无华。如果舌色偏红，或有红刺，提示合并高血压；肾功能衰竭者舌苔厚腻，舌色暗晦，危重者出现焦褐苔或黑苔。

⓭ 风湿痹痛

风湿痹痛以白薄苔、白腻苔和白干厚苔为多见，是寒证的表现。如果见红绛舌、黄干燥苔表示病情化热。舌色暗紫，见瘀点、瘀斑，表示兼有血瘀阻滞经络。

⓮ 痛经

痛经患者舌苔白表示寒邪阻滞，舌苔薄黄表示肝郁化热。如果舌质紫暗、有瘀点、瘀斑，常表示内有瘀血。

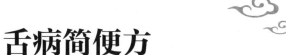

舌病简便方

一 舌疮

舌疮原因不一，常与湿热、阴虚火旺、心火旺盛有关，应内服药物治疗，也可以试用下面方法。

★白及、五倍子为末与蜜糖拌匀涂搽。

★用成药西瓜霜、冰硼散、或云南白药散撒于疮面；或冰片、黄柏共为细末掺搽。

★吴茱萸为末醋调敷贴足心。

★食疗方：羊肉、红枣、胡萝卜煮食。

二 舌刺

以紫雪散和竹沥涂之。

三 舌肿

舌肿原因复杂，如果是单纯性的舌头肿大，辨证为湿热、心火旺盛的，可以试用下面方法。

★冰片、蒲黄为末掺搽。

★乌梅肉、生姜末敷贴足心。

★生姜片蘸硼砂揩搽舌心。

★肿胀出口者，针刺然谷、廉泉穴。

★黄连、甘草煎浓汁呷服。

四 木舌肿满

舌肿满原因复杂，若证为心脾积热而症轻者，可试用以下方法：

★竹沥水拌紫雪散涂搽。

★生姜片蘸硼砂末搽肿胀处。

五 舌硬出血

舌肿硬原因不一，若证为心脾火热者，可试用以下方法。若有硬结而反复出血的一定要到医院检查。

★木贼草、藕节、小蓟，水煎服。

★栀子、茅根、牡丹皮，水煎服。

六 舌衄

★蒲黄、槐花为末掺搽。

★若为心火上炎，血热妄行引起的、可以用淡竹叶、生地黄、麦冬、甘草、栀子，水煎服。

口味测健康

口中出现的滋味是由舌所感知的，而口中异味往往是一些疾病的信号。认识口味感觉的变化，对测知健康很有帮助。

❶ 口苦

口中感觉有苦味，以夜间和早上睡醒时感觉最明显。有外邪致热或肝胆郁热的区别。

★外感热病的口苦：常兼见舌苔薄白或薄黄，口苦咽干，头痛目眩，心烦欲吐，食欲不振或有怕冷发热的症状，多表示外感病从外向里传变。

★肝胆郁热的口苦：常兼见舌边尖红，苔薄黄或腻，口苦口干，心烦易怒，胁胀不舒。多见于情志郁结，工作紧张，劳心熬夜的人。

参考方药：柴胡、黄芩、薏苡仁、茵陈、金钱草、佩兰等，水煎服。

❷ 口甜

口甜是指口中有甜甘味的感觉，常见的原因有下面几种。

★脾胃湿热上蒸的口甜：口中不时泛出甜味感觉，常兼见舌红、苔黄腻，口干渴。可由肠胃饮食与湿热相交结，胃气上泛而成。常见于饮食甘醇厚味而又缺少劳动的人。

★脾胃气阴两虚的口甜：口中感觉甜味，常兼见舌淡红、苔少而干，口干而饮水不多，腹满，饮食少思，神疲乏力。常由年老久病，伤及脾胃，导致脾胃虚弱而成。

参考方药：茯苓、苍术、厚朴、砂仁、陈皮等，水煎服。

三 口咸

口咸是指口中感觉有咸味。

★肾阴虚的口咸：常兼见舌红、苔薄，口咽干燥，睡眠不安，头昏心烦。多由疾病或者年老衰弱，导致阴血亏虚，阴血不足而产生虚火，损伤肾阴而致。

★肾阳虚的口咸：常兼见舌淡胖或有齿痕，怕冷，四肢较凉，不耐疲劳，夜多小便。多由于年老体质衰弱，或疾病损伤了人体的阳气而致。

参考方药：熟地黄、山茱萸、益智仁、熟附子、苍术、白术、泽泻等，水煎服。

四 口酸

口酸是指口中自我感觉有酸味泛出。

★肝经有热引起的口酸：口中感觉酸味而兼感觉有苦涩味，常兼见舌红、苔薄黄，胸胁胀痛。

参考方药：黄连、栀子、吴茱萸等，水煎服。

★脾气虚引起的口酸：口中时有酸味而味不甚浓，常兼见舌淡白、苔色白，饮食减少，疲倦乏力。

★消化不良的口酸：口中时有酸味而浓，常兼见舌苔厚或黄腻，胸胀腹满，大便或秘结或泄泻。

参考方药：厚朴、苍术、陈皮、茯苓、白术、煅瓦楞子等，水煎服。

五 口黏腻

口黏腻是指口中的涎液黏稠，感觉发黏、烦腻。

★寒湿困阻脾胃的口黏腻：口中感觉黏腻不爽，常兼见舌体淡胖、舌苔白腻而滑，疲倦乏力，胃闷不舒，甚至厌食不饥。

★湿热阻滞的口黏腻：口中感觉黏腻而涎液黏滞，常兼见舌质红、苔黄腻，口气秽臭，虽口干，但不欲饮水，大便溏臭。

★痰热阻滞的口黏腻：口中感觉黏腻而有痰，常兼见舌质红，苔黄腻而干，痰黄而黏稠，胸满闷不舒，口渴而不欲饮水。

参考方药：金银花、槐花、茵陈、土茯苓、厚朴、藿香等，水煎服。

六 口臭

口臭是指口中散发出臭秽的气味，自己或他人能够闻到。

★胃热口臭：常兼见舌质红、苔黄，或口舌生疮，口腔糜烂、牙龈肿痛，便秘。

参考方药：黄连、牡丹皮、蒲公英、石膏、甘草，水煎服。

★痰热口臭：常兼见舌质红、苔黄腻，口干口苦，咳吐浊痰，胸痛不舒。

★食积口臭：常兼见口气酸臭，舌苔厚腻或腐腻，腹胀嗳气，不思饮食。

参考方药：藿香、佩兰、厚朴、茵陈等，水煎服。

七 口淡无味

口淡无味是指口内的味觉功能减退，不能分辨食物的滋味。

★脾胃虚弱的口淡无味：常兼见舌淡、苔薄，口淡，食物不知其味，食欲不振，神疲乏力，大便溏泄。

★湿邪阻滞的口淡无味：常兼见舌苔白腻或黄腻，口淡无味而且黏腻，胸腹胀闷，饮食减少，泛恶欲吐。

参考方药：白术、苍术、茯苓、炙甘草、砂仁等，水煎服。

八 舌涩

舌涩是自我感觉有涩滞，好像食生柿子后一样，舌苔多薄黄而干，多兼有食欲不振。

参考方药：益智仁、扁豆、槐花、厚朴、茵陈、甘草等，水煎服。

饮食嗜好对舌的影响

太过偏食某些食物，会影响舌和身体的某些形态。以下是前人根据《黄帝内经》理论对五味偏嗜可能出现的舌象及相关症状的认识，可供参考。

★过食辛味的食物，会使舌筋拘急，爪甲干枯。

★过食酸味的食物，会使舌体肿大，嘴唇也会开裂揭起。

★过食苦味的食物，会使舌体不润泽，皮肤毫毛也会焦枯脱落。

★过食咸味的食物，会使舌体之脉凝滞而不通畅，色暗，面色也会暗晦。

★过食甘甜的食物，会使舌根疼痛，毛发也会脱落。

★嗜食烧烤油炸食品者，常见舌红，苔黄腻，口气秽臭，便秘。

★嗜酒者，舌苔多边黄，舌中黑而腻。

★嗜烟者，舌苔多黄而燥。

★嗜食生冷瓜果、冷冻饮料者，多舌淡苔白腻，食欲减退，大便溏。

附1

舌保健操

笔者自创了一套舌保健操（简称舌操），对身体保健、口腔保健及口腔疾病的防治都有很好的作用。特介绍如下。

方法：

（1）轻松地闭合上下唇，上下牙离开，舌头从上下牙齿间伸出，紧抵贴上外牙龈，从一边的最后一颗恒牙滑行至另一边的最后一颗恒牙，反复10遍；舌头紧抵贴下外牙龈，从一边的最后一颗恒牙滑行至另一边的最后一颗恒牙，反复10遍。

（2）略闭口，舌头紧抵贴上内牙龈，从一边的最后一颗恒牙滑行至另一边的最后一颗恒牙，反复10遍；舌头紧抵贴下内牙龈，从一边的最后一颗恒牙滑行至另一边的最后一颗恒牙，反复10遍。

（3）口微张开，舌右侧向左侧卷翘起，做10次；舌左侧向右侧卷翘起，做10次。

（4）闭口，舌抵后上腭，并用力向腭后伸，然后舌头沿着前腭向前刮行至下腭门牙内牙龈处，做10次；舌抵上腭前门牙牙龈处，舌头沿着上腭向后刮行，做10次。

（5）舌尖用力向下、向内勾压，使舌的屈曲能按摩到舌下脉络，并用舌尖按摩舌下。

（6）舌伸出口外，用牙轻轻叩咬舌头，使舌头受到刺激。

（7）舌尖抵触上下牙齿，从一边向另一边滑动，反复10次。

（8）闭口，舌头在口腔中轻松地搅动，并随意吞咽口中津液。

体会：舌操运动利用舌头对牙龈和口腔进行了充分的按摩，舌头的柔韧性和自我控制性是任何医疗器械都无法达到的。舌在按摩牙龈和口腔其他位置时，舌体也受到了反按摩，舌体自身的运动和被刺激使舌和整个口腔的血液循环更加旺盛，使舌的营养更加充足，刺激口腔液腺，使唾液分泌增加，对口腔有保健作用。

中医认为"舌为心之苗窍"，与五脏六腑的关系极为密切，人体的经脉都直接或间接地联系着舌体，舌体的活动会刺激经络，因而对身体也有保健作用。

舌操能使舌肌强健，舌体灵活，对改善中风患者的语音质量也有帮助。

舌操之后，由于口腔受到按摩刺激，口腔有一种清洗过的清爽感。对口干、口苦症状有很快的改善，对舌炎、口腔溃疡、牙龈炎等病也有防治作用，也有增进食欲的作用。

注意：做舌操时要随自己的身体情况而自行决定使用力度，如果太过用力，太阳穴处的肌群会有胀痛的感觉，随着锻炼时间多了，这种感觉会消失。做操过程中如果觉得疲倦可以稍事休息。

高血压患者做舌操时不要太过用力。牙龈发炎严重、口腔溃疡疼痛严重者暂缓做舌操。也可以在做舌操时避开疼痛部位。

舌操每天可以做2～3次，而且可以根据具体情况只做某几个步骤。

附2

舌象歌诀

为了帮助读者对舌象的学习，笔者把舌象的内容编成歌诀，该歌诀概括了各种舌象的特征、辨识要点和主病，若能熟读歌诀，则对各种舌象主病、临床意义可了然于心，如此对理解和记忆舌象都会有帮助的。

一　苔色与主病

（一）白苔

1. 薄白干苔、薄白滑苔

> 舌苔薄白感风寒，风热伤津薄少干；
>
> 白滑多因水湿盛，邪轻病浅体为安。

舌象：薄白干苔为白色薄苔铺着舌面，津少欠润，略有干燥感。薄白滑苔为白色薄滑苔铺着舌面。

歌诀识要：薄白苔常见于疾病之初，初感风寒则舌苔薄白；若为风热邪伤则苔干欠润。若舌苔白滑，多因水湿之邪较盛。一般都属病轻邪浅之症。

2. 厚白干苔

> 白厚干苔津液伤，湿邪化热病方彰；

胃中燥热肠中积，导滞生津祛湿良。

舌象：舌面铺布白色厚苔，以舌中部为主，少津而显干燥。

歌诀识要：湿邪阻滞不化则苔厚，苔干则为湿邪化热伤津；或肠胃燥热滞积，治疗当用消导祛湿以生津。

3. 厚白滑腻苔

白苔厚腻湿停中，水饮痰凝滞不通；

腹冷便黏寒咳喘，和之温药自为功。

舌象：舌面上铺布白色厚而腻的舌苔，舌苔湿润而滑溜。

歌诀识要：舌苔白色是寒象，滑是湿象，白滑腻兼厚表示湿停中阻。常见于脾胃寒湿疼痛、泻痢便黏、痰饮咳喘病等水湿在体内停留过多的病症。这类病大都使用温性芳香化湿药。

4. 白苔糙裂

白苔糙裂望如砂，暴热伤津证不差；

舌面燥枯阴液竭，养阴清热效能嘉。

舌象：苔色白，薄厚不一，颗粒粗糙而疏松，望之像砂子，用手扪之有糙手的感觉，干燥而硬，叫作白糙苔。如果苔质颗粒较细，质板硬，且有纵横裂纹，叫作白裂苔，可同时并见于舌面。

歌诀识要：白苔糙裂表示内热变化迅速，常见于津伤严重的暑温等病；若见白裂枯燥为阴液亏竭，治疗方药应用养阴清热。

5. 白苔积粉

白苔如粉积成堆，温疫时邪湿秽摧；

热聚三焦邪正炽，清凉解毒效当随。

舌象：白色苔布满舌面，颗粒疏松，像白粉堆积在舌上，扪之涩手。

歌诀识要：白苔积粉常见于温热病、瘟疫病中，是病毒性疾病出现三焦热盛证常见的舌苔。治疗方药应为解毒清热类。

（二）黄苔

黄苔是里证、实证、热证的信号，在热病中最为常见。外邪从表向里传入化热，或脾胃病积滞化热都会出现黄色舌苔，黄色越重表示热邪也越重。

1. 薄黄苔

薄黄表病热邪轻，风热初伤肺卫经；

舌润辛凉轻解表，苔干辛润热能清。

舌象：薄白中带有浅黄苔，略显淡黄色。

歌诀识要：苔薄是说明病邪不深，还未入里；色黄表示病邪已经化热。但病还在肺卫阶段，治疗时舌面润的可以使用辛凉解表药，如果舌苔干则应加用滋润药。

2. 厚黄干苔

黄厚而干实热征，病邪入里已分明；

病温气分寻常见，杂病津伤症未宁。

舌象：苔色黄厚，干而少津。

歌诀识要：厚黄干苔见于外感病，是外邪向里传变化热而出现里热实证的征象；或者见于杂病，都表示是里证、实证，热邪损伤了津液。

3. 黄燥苔

　　黄燥必然里热伤，外邪入里势嚣张；

　　舌干芒刺津亏甚，清热生津治勿忘。

舌象：舌苔色黄而干燥。

歌诀识要：黄燥苔是外邪传里，热盛伤津的表现。若舌苔黄燥起刺，或舌中有裂纹，表示津液的损伤严重。各种热病、燥实病、热结便秘等导致津伤症的都可见黄燥苔。

4. 焦黄苔

　　阳明热炽舌黄焦，邪入心营证已昭；

　　胃肾阴伤温病后，液涸津枯热尚燎。

舌象：苔色老黄而呈焦褐色，以舌的中心部和根部较甚。

歌诀识要：焦黄苔大都是由黄燥苔转化而来。舌红绛，表示外邪化热而传入心营之里，为阳明经病腑热实证未解，阴液耗伤。由于温热病邪炽盛，胃、肾的阴液被耗伤，也有温病后期余热未净，津液损伤未能恢复而仍然见焦黄苔的。

5. 厚黄滑苔

　　厚黄滑与湿相连，水饮和痰并热兼；

　　传里温邪津未耗，喘痰肠滞最关联。

舌象：苔色正黄色而较厚，舌苔颗粒分明、湿润光滑。

歌诀识要：舌苔厚黄是热象，而滑则与痰湿水饮有关。热邪初传入里，尚未伤耗津液，所以虽然身热而仍然苔质湿润。湿热病、湿热兼痰饮病、痰饮化热证等与湿热有关系的病都可以见到厚黄滑苔。

6. 厚黄腻苔

厚黄腻苔口苦黏，热痰和湿证相缠；

淡红苔润邪初里，紫绛兼灰重症签。

舌象：苔色黄而黏腻，颗粒紧密而黏滞。

歌诀识要：厚黄腻苔表示湿邪和里热较重，厚腻是湿热和痰热的表现，舌质淡红，苔色润泽不干，是病邪初入里化热，病未深重。若舌色深红或绛，苔厚黄腻，是病邪入里化热，病症转重。若舌色紫红，苔黄厚带灰，苔润不燥是寒热错杂的重证。

7. 黄腐苔

黄腐如脓浊不清，深黄厚腻似堆停；

温邪疫毒邪传里，食滞疮痈症未宁。

舌象：苔色深黄，颗粒不清的白厚腻苔，如垢如脓堆积在一起。

歌诀识要：热邪、疫毒、与湿邪交织，疮痈毒气内蕴，食滞与湿热相混，秽浊不清，由胃中腐浊之气上泛而出现黄腐苔。

8. 混杂苔（白霉苔、酱霉苔）

霉苔垢暗白如灰，颗粒如糊集一堆；

湿热中焦邪滞郁，黑黄似酱号酱霉。

舌象：苔色灰白，垢浊色暗，如糊堆集，黄黑色者为酱霉舌。

歌诀识要：霉苔为湿瘟疫毒，秽浊聚积中焦，湿热熏蒸而致。苔黄黑如酱，为胃中秽浊湿邪郁积化热。

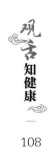

9. 厚黄白苔

> 苔厚而黄质不焦，前尖犹见白相邀；
>
> 外邪化热初传里，解表辛凉清热调。

舌象：苔黄厚而不干不焦，舌尖可见白苔而润。

歌诀识要：外邪初传入里，表里皆热，但未化燥。治疗仍可以使用辛凉清热方药。

（三）灰苔

> 薄灰浅黑似煤烟，燥润能分寒热因；
>
> 灰黑舌红里热盛，阳虚滑腻湿相连；
>
> 灰干舌紫多危重，色淡脾虚痰饮缠。

舌象：舌面灰色、浅黑色苔。

歌诀识要：灰苔常由白苔晦暗转化而成，也可由黄苔转化而成，都是里证。苔的燥与润是辨证的关键，有寒热之分。若舌苔由黄转灰，或生芒刺、黑点、裂纹的是实热；舌紫色而有灰色苔，多提示是危重病。若苔灰白而滑润，表示脾胃虚寒，或体内阳气虚而且有寒湿、痰饮病。

（四）黑苔

> 热极极寒见黑苔，辨清润燥证能裁；
>
> 刺芒红紫伤津液，灰滑虚寒湿并灾。

舌象：舌面黑色舌苔。

歌诀识要：黑苔一般由焦黄苔或灰苔转化而成，主寒极或热极的里证、重证。在寒热虚实各证都可能出现，分辨舌苔的润燥至关重要。若舌苔由黄转黑而且干燥，甚至舌上有芒刺的，是热极而又津液伤耗严重。若舌苔由灰转黑而且滑润，多为阳气虚弱兼有寒湿。色淡而润滑，刮之易脱色，是真寒假热证。

二 舌体色与主病

舌体色有淡白舌、红舌、绛舌、紫舌、青舌等，各种舌色表示不同的健康情况和疾病性质。

（一）淡白舌

1. 淡白舌

> 淡白舌因气血虚，津多淡胖湿寒羁；
>
> 舌干不润阳虚弱，补血温阳治必需。

舌象：舌色白多而红少。

歌诀识要：淡白舌是虚寒舌的本色，主气血两虚，提示身体虚弱、营养失调。红色越少白色越多，表示虚寒越甚。淡白少津表示阳气虚弱，津液不足。如果显现干枯白色则表示阳气已经很衰弱了。若舌体淡白胖嫩，舌面水津较多，舌边有齿痕，是脾阳虚弱，不能运化水湿。若舌色淡白，舌上津液不足，或者没有津液。则是阳虚的表现，亦表示血气衰弱。

2. 淡白光莹舌

> 淡白光莹不见苔，阴伤脾胃病堪哀；
>
> 边尖斑点知兼瘀，气血双亏血阻裁。

舌象：舌色淡白，舌面苔全部脱净，平滑如镜。

歌诀识要：由于脾胃之气受损，舌体得不到营养的补充，伤及阴分，致舌苔全部脱落，是阳气衰微，气血两虚的表现。若舌边有暗色斑点为兼有瘀证。提示为气虚血瘀、血虚血瘀。

（二）红舌

诸般热证舌皆红，火旺阴虚艳色浓；

胖嫩脾虚水湿盛，晦红有瘀血难通。

舌象：舌色比正常的淡红色加深。

歌诀识要：中医学认为红色属火、属热。表、里、虚、实、热证都有可能出现红舌，有实热、虚热的分别。实热证的红色较深，舌干、有裂纹或者芒刺；虚热的舌色鲜红，少苔或者无苔；若舌淡红胖嫩，有薄白湿润苔，是脾虚湿盛、胃肺瘀滞。若色晦暗红为兼有瘀证。

1. 淡红光莹舌

淡红苔净镜莹光，胃阴胃气两亏伤；

若兼舌绛伤肝肾，热久阴虚液渐亡。

舌象：舌色淡红娇嫩，舌面光莹而无苔。

歌诀识要：胃气虚弱则不能生长舌苔，胃阴伤则见舌体娇嫩，淡红光莹舌常表示气阴两亏的疾病。若舌绛而光莹者为肝肾阴亏，也可见于热病久羁，耗伤津液者。若淡红舌兼见暗晦胖大，多是阳气虚弱，气滞血瘀。

2. 淡红裂纹舌

淡红苔剥间如纹，深浅纵横裂不匀；

肝肾阴虚还胃热，水亏血少失于津。

舌象：舌色淡红娇嫩，舌面没有舌苔，舌中有深浅不等、不规则的纵横裂纹。

歌诀识要：淡红裂纹舌常由于热病时间较长，胃火热盛伤耗津液而致。也有因肝肾阴亏、阴虚火旺，或腹泻失水而引起；也是老年阴血虚亏的常见舌象。若舌淡红色而舌苔脱落的部分平滑鲜嫩，表示久病引致阴分和津液亏虚。

3. 淡红舌白腻苔、灰黄腻苔

　　　淡红灰腻夹黄苔，湿热相缠解未开；

　　　苔燥津伤邪入里，黑兼痰浊秽同灾。

舌象：淡红舌，舌面布满黄苔，中心部有灰黑色，舌面湿润。

歌诀识要：淡红舌白腻苔表示体内有水湿、痰饮、胃肠中饮食积滞等疾病。灰黄腻苔表示湿邪与热邪较盛，病症比黄腻苔严重。若苔灰黄而干燥，是外感热病传里化燥，津液损伤的舌象，若见黑苔则多是相兼痰浊为病。

4. 鲜红干燥舌

　　　鲜红干燥热邪深，液涸津亏病及阴；

　　　泽润嫩红痰湿恋，舌干而裂火淫心。

舌象：舌色鲜红，柔嫩，舌面望之似润，但实则干燥少津。

歌诀识要：鲜红、柔嫩是心营本色，这种舌象是阴虚、津液受损的现象，表示外感热病向里传入心营，阴液受损；也表示内伤杂病，损伤了阴血，津液不能上布于舌，所以舌面干燥。若舌色嫩红而湿润，表示虚火兼痰湿。鲜红裂纹舌属心火旺盛，热毒耗伤阴液。若舌尖部鲜红干燥，或见口疮，是心火独旺。

5. 鲜红舌白点

舌色鲜红白点呈，热深毒重糜之征；

白点低凹脾气弱，体虚邪盛辨需清。

舌象：舌色鲜红，舌面上有散在的白色小点，突起于舌面。

歌诀识要：这种舌象是由于热毒很重，舌面将要糜烂的征兆。若鲜红色舌上有散在的白色小点，凹陷低于舌面，是表示脾胃气虚，又受到热毒损伤。一些体质虚弱的人患急性热毒病可能出现这种舌象。

6. 红舌红点

舌红有点热无疑，温毒侵营热炽时；

兼紫应知邪入血，清凉散血莫延迟。

舌象：鲜红色的舌上有散在的深红色（有的甚至是紫黑色的）小点，略高起于舌面。

歌诀识要：红舌红点表示温热病邪较重，热毒入侵心营血分。常见于发热性感染疾病，可伴见神昏谵语，口干渴。红色越深、越紫黑则表示病情越严重。

7. 鲜红芒刺舌

舌生芒刺热伤津，邪盛阳明亦一因；

由气入营身热甚，清营泻热见功勋。

舌象：舌色红绛，舌面上的原有颗粒增大成刺样，扪之碍手，多出现在舌的边尖部。

歌诀识要：鲜红芒刺舌一般见于红绛舌的早期，是阳明经热盛，邪传入营分的表现，表示热邪正盛。治疗必须清营泻热。

（三）绛舌

> 舌色深红号绛名，热传营血耗阴精；
>
> 有苔黄腻兼痰浊，绛燥无苔病却惊。

舌象：舌色为深红色，且隐隐透出紫色。

歌诀识要：绛舌表示热极证、实证，是病邪侵入血分的特征。由于热病时间较长，病情深重，津液耗伤严重而致。观察时要辨别有没有舌苔，有没有津液。若舌面上有黄白舌苔，表示病邪未全侵入血分，阴津尚未被温热病邪伤耗太重。若舌色绛而干燥无苔，为血热较盛，病邪已传入血分，津液伤耗严重，表示病情深重。若舌色红绛，舌面上有黄色黏腻苔，表示热邪侵入营血，兼有湿热、痰浊。

舌绛而光亮舌

> 红绛无苔镜样平，津亏液涸证昭明；
>
> 热邪羁久生虚火，胃肾双滋渐渐宁。

舌象：舌色纯绛而光洁如镜，舌面不甚干燥。

歌诀识要：这种舌表示邪热久羁不退，不但心营受损，而且伤及肾阴，胃的津液也耗伤严重。若舌纯绛无苔，舌质干枯不润，为真阴虚极之证。

（四）紫舌

> 晦然紫舌病邪深，绛紫为阳淡紫阴；

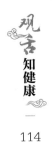

紫红黄燥传营血，黑腻浊痰湿热淫。

舌象：舌色紫，有的带有暗晦的绛色，有的带有淡紫色。

歌诀识要：紫舌从红绛色发展而来的叫作绛紫舌，由淡白舌转化而来的叫作青紫舌，舌暗晦而紫灰色的叫作暗紫舌。绛紫舌色深而少津，是热邪侵入血分，表示体内热极；青紫舌、紫色舌中带有淡青色，并见滑润，表示身体虚寒；暗紫舌紫黑而暗晦不鲜，舌面少润，且有斑点、瘀斑，为热病深重，血热阻滞，湿热夹瘀证。

（五）青舌

瘀阻虚寒舌淡青，阳虚气血滞难行；

肢凉腹痛肝寒疝，痹痛于胸与痛经。

舌象：舌色青，如青黛色。

歌诀识要：青色舌象主要是因为寒邪凝滞，血瘀阻滞，致使阳气郁阻不通所引起。如虚寒腹痛病症、四肢清冷症，肝经寒气凝滞的疝气病等，也可见于阳气郁阻，瘀血寒邪阻滞的痹痛症。

三 舌体与疾病的关系

（一）胖大舌

舌胖虚浮见齿痕，阳虚气弱病之根；

寒痰泄泻伤凉饮，血阻斑瘀喘咳频。

舌象：舌体虚浮胖大，色淡而嫩，舌边有齿痕。

歌诀识要：胖大舌是脾阳虚和肾阳虚的舌象。多因身体虚弱、久泻、水饮、痰浊阻滞所引起。若胖大舌兼见舌质晦暗，有瘀斑，常表示体内气血阻滞；若胖大舌兼见舌淡红或红而胖大，苔黄腻，常表示脾胃湿热，体内有痰浊。

（二）肿胀舌

深红肿胀缩伸难，舌强苔黄湿热痰；

酒毒熏蒸肿胀暗，脾心积热便艰烦；

胀而青紫中于毒，壅塞成瘀心火炎。

舌象：舌体肿胀满口，甚至不能闭口，不能缩回口内，舌色深红。常伴有舌体木硬、舌质苍老、疼痛。

主病：湿热，心脾有热，中毒。

歌诀识要：肿胀舌属于实证。由于心脾积热，或湿热、痰热壅盛，邪毒阻滞经脉而引起。若肿胀舌兼见青紫而暗，多是中毒引起，也有心火旺盛，引起舌上血热壅塞，迫血成疱者。

（三）瘦瘪舌

瘦薄多因气血伤，双调血气治之良；

瘦而红绛为阴火，绛紫津枯内热猖。

舌象：舌体瘦小而薄。

歌诀识要：由于气血亏虚，津液伤损严重，不能充养舌体，所以舌体瘦瘪。若舌淡白者，表示内伤久病引致心脾气血两亏。若瘦瘪舌兼见舌紫绛而红，是身体内热，津液损伤严重。若见绛色甚至紫暗而干枯无津者，表示是危重病候。瘦瘪舌兼见淡红而嫩者，表示心血不足，阴亏虚热。

（四）苍老舌

干敛而坚舌老苍，正邪俱实两相抗；

心营受灼干而绛，热炽三焦病正亢。

舌象： 舌体纹理粗糙，有干敛而坚硬的感觉。

歌诀识要： 苍老舌不论见于何种苔色都是实证、热证。表示正气未衰，邪气正盛。若兼见舌心绛色而且干燥，表示胃热影响到心营。若兼见舌苔老黄而干燥，表示胃火旺盛，湿温病化热。若兼见舌青而苍老，表示肝胆火盛。

（五）娇嫩舌

细腻皮纹色嫩娇，血亏寒湿两相撩；

气虚血少兼干燥，滑腻虚寒水湿调。

舌象： 舌质纹理细腻，舌色娇嫩，舌形多见浮肿。

主病： 气血亏虚，阳虚水湿。

歌诀识要： 娇嫩舌多主虚证，由于气血亏虚，阳气虚弱导致水湿不化等。若舌胖嫩而滑，必是虚寒证。若舌胖嫩而干燥，表示气血两虚。若舌青而浮肿娇嫩，表示有气血运行阻滞的现象。

（六）歪斜舌

舌歪言强中于风，瘀阻痰迷络不通；

语謇舌红知病急，面麻涎漏眼斜容。

舌象：舌体偏歪于一侧。

歌诀识要：歪斜舌表示身体被风邪、风痰侵袭，或瘀血阻滞经络，致气血的流通不畅。是中风的常见舌象，或者是中风将发的信号。若见于舌质紫红者，表示病势较急。歪斜舌兼见言语不清利，口眼歪斜，表示风痰阻滞经络。

（七）裂纹舌

素体阴亏见裂纹，若兼淡白脾虚云；

阳明腑实苔黄燥，火炽心经见血痕。

舌象：舌面上见到深浅不一、无规则的裂沟纹。

歌诀识要：裂纹舌是阴虚热盛、津液损伤的表现。裂纹少而浅者，病情轻；裂纹多而深者，病情较重。舌红绛有裂纹，舌苔黄燥，为阳明腑实大便秘结。若舌干口渴，甚至舌面干裂出血，表示心经火旺。若舌淡白而有细裂纹，表示血虚阴液亏损。

（八）芒刺舌

热邪炽盛刺芒生，红绛焦干热入营；

阳明燥结温邪后，津枯液涸证须明。

舌象：舌面突起如刺，摸之棘手。

主病：热邪入里，胃肠实热，心营郁热。

歌诀识要：舌生芒刺表示热邪炽烈，津液干涸。或热邪内结肠胃，变化成燥热，进而损伤津液；若芒刺舌兼见舌苔焦黄、舌绛而干，是邪入心营，高热亢盛而耗伤了津液；若芒刺舌兼见舌苔黄厚而干燥，舌中焦黑，兼见肚脐周围胀满硬痛，是里热结积在大肠，常见于湿热温病，高热便秘。若舌绛色，无苔而生芒刺，表示热邪深重，阴分和津液受到较重的损伤。

要认识舌体上有一些软刺是正常的。没有软刺、或者软刺很少是正气虚弱的现象。

（九）剥舌

舌苔剥落地图如，外感温邪病后虚；

口干食少津难继，两伤阴气治难除。

舌象：舌苔剥落不全，剥落处光滑无苔，成为没有规则的图形，所以又叫作地图舌。

歌诀识要：外感热病后期，胃阴亏损；或慢性病迁延引起阴液伤耗，致胃之气阴两虚。胃中阴液不足，不能滋养舌体而导致舌苔脱落。舌质红而苔剥，口干，食欲减退，干呕，大便秘结，表示是胃阴虚。舌质淡红而苔剥，伴有短气、疲倦、心烦、盗汗口干、咽干等症状，表示是气阴虚证。

（十）齿痕舌

舌边齿印必虚寒，脾肾双亏湿所关；

白嫩面青阳气弱，胖红痰浊热相干。

舌象：舌体边缘印有牙齿的痕迹。多伴有舌体胖大，舌质嫩。

歌诀识要：齿痕舌不论何种苔色，多主虚证，也主寒湿痰浊，是由于脾气虚弱不能运化水液和痰饮。若兼见舌淡，苔薄白，面色萎黄，神气疲倦，食欲不振，表示脾气虚弱。若兼见舌质淡白，舌体胖大而嫩，或者浮肿，表示脾肾阳气虚弱引起水湿不化。

（十一）舌纵

舌伸口外却难回，虚实两端辨舌苔；

红绛躁烦心火盛，亡阳淡白气微衰。

舌象：舌体伸出口外，回缩困难或不能回缩，并且流涎不止。

歌诀识要：若舌纵兼见舌红绛而干，舌体伸出口外，回缩困难，面红、烦躁、口渴、尿黄，表示心火旺盛。若舌纵兼见舌质淡嫩，舌苔薄白，舌体伸出口外，回缩无力，或者麻木不仁，表示中气虚弱，不能收束舌体。

（十二）舌短缩

舌紧而麻缩不伸，或虚或实病危濒；

紫青舌润寒凝滞，干绛津枯热极云。

舌象：舌体紧缩，不能伸长。

歌诀识要：舌短缩无论见于虚证或实证，都是危重的证候。若兼见舌质淡白或青紫，舌面湿润，表示寒邪凝结于筋脉，为寒证之危候；若舌蜷缩，青紫而焦燥，或胀大，表示热病危重症；若兼见舌体胖大，舌苔黏腻，表示痰浊阻滞；若兼见舌淡白胖嫩，表示是严重的气血两虚证。若舌短缩兼见舌红绛而干，是热邪过盛，伤耗津液，提示有发生抽风的可能。

若更见伸舌困难，伸则频频振动，言语不清楚，表示正气虚极的险象。

（十三）舌强硬

舌根强硬色深红，邪入心包窍被蒙；

高热耗阴风气动，滋阴开窍熄肝风。

舌象：舌体转动不灵活，不柔和，多兼有言语不利。

歌诀识要：舌强硬多与风、痰病有关，是邪入心包经蒙蔽神窍的急症、重症的表现。在外感发热病中见舌强硬表示热毒壅盛，或痰湿内阻而致。在内伤病中出现舌强硬常为中风的征兆，要特别警惕。舌强硬而不能言语都是危重证候。

（十四）舌痿软

痿软主因脏气衰，无神淡白血虚亏；

绛红而痿阴虚火，养液滋阴是治规。

舌象：舌体软弱，伸缩无力，或不能自主转动。

歌诀识要：舌痿软表示气血两虚，由于阴液亏损，若兼见淡白舌，表示气血两虚；若兼见绛色舌，表示阴液亏损已极。

（十五）吐舌

伸也缓来缩也迟，吐舌脾心热有余；

热毒攻心神不省，应知病入重危时。

舌象：舌体伸长而弛缓，收回也迟缓。

歌诀识要：吐舌表示心脾积热，热毒攻心，是危重症的表现。

（十六）弄舌

甫伸未已即回收，吐弄如蛇舔口周；

烦躁口疮心实热，中风抽搐最堪忧。

舌象：舌体伸出口外即收，或舔口唇四周，像蛇吐舌一样。

歌诀识要：弄舌表示心脾蕴热。常是中风、抽搐的先兆。心脾实热者弄舌兼见身热面赤，烦躁不安，大便秘结，口舌生疮，口渴而喜凉饮。脾肾虚热者弄舌兼见舌红少苔，口角流涎，心烦，手掌心感觉发热，口渴而喜热饮。若重病之后出现弄舌的，提示病情凶险。

弄舌也是小儿大脑发育不全，智力低下的常见舌象，如吐舌样痴呆症。癫痫病者的弄舌醒后如常人。

（十七）舌颤动

高热而烦舌抖颤，应知热极动风前；

虚风舌淡头晕痛，酒毒肢麻病久缠。

舌象：舌体不由自主地颤抖。

主病：高热烦躁，手足抽搐，神经系统疾病。

歌诀识要：舌颤动一般表示动风的迹象，如果在外感病中出现舌颤动，兼见高热、烦躁，舌红绛、舌苔焦黄，是热极将要发生抽搐的征兆。若为虚风内动之舌颤动，常并见舌淡，四肢颤抖，头痛眩晕。血虚舌颤者舌微微颤动，舌色淡红多见于久病虚衰者。酒毒舌颤者舌色紫红，舌伸而颤，手麻颤抖，常见于嗜酒年久，酒毒伤损肾阴肝阴者。

（十八）舌衄

舌面微微见血痕，诸经火旺是常因；

气虚失摄还生热，血不归经故外循。

舌象：少量血液在舌上而非外伤性出血。

歌诀识要：舌衄是由于肺热、胃热、肝火等脏腑火盛，或阴虚火旺，或气血虚弱而引起。舌衄兼见舌红或紫，表示心脾有热，血被热迫而向外渗出。舌衄兼见舌色淡白，舌苔白，身体疲倦，表示脾气虚弱，不能收摄血液。舌衄兼见舌苔黄，舌边红绛，口苦头晕目眩，表示肝火旺盛。舌衄兼见舌红、尿赤、心烦、舌尖出血，表示心经热盛。

（十九）重舌

重舌视为舌两重，热邪瘀血并相壅；

辛温误补成为火，亦示浊痰酒后风。

舌象：舌下皱襞肿起，好像舌下又生一小舌。

歌诀识要：重舌兼见舌色鲜红，舌下血络壅滞而肿，是心脾郁火，或误服温补。重舌有的是由酒后当风，外风和体内浊痰相互为患而引起的。

（二十）舌下脉络

舌下应知脉络多，暗红隐隐见柔和；

疮疱紫黑肝经滞，曲结斑斑血瘀疴。

舌象：正常的舌下脉络暗红色，青紫隐隐，柔软，不粗胀、不扭曲。

歌诀识要：舌下脉络见青紫色、或青黑色小疱，多为肝郁气滞，瘀血不行。舌下脉络色紫而弯曲，或周围有结节，是气滞血瘀的表现。

附3

部分常见舌象及解读

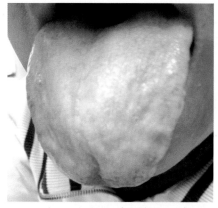

附图1 淡白舌（大失血后）

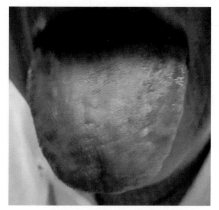

附图2 附图1的大失血患者经治疗后好转，舌体较前有血色

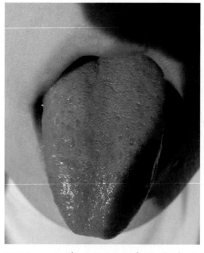

附图3 红紫舌，红点高热患者舌象（病毒性感染疾病）

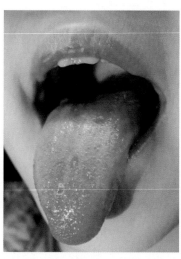

附图4 附图3患者退热后，红舌转淡，红点渐退而生疮溃疡

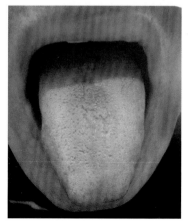

附图5　厚黄白苔

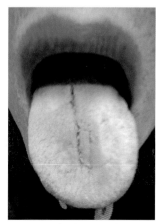

附图6　黄厚腻苔（附图5
患者从湿从热化）

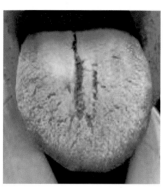

附图7　红舌干乏津中部黄
厚苔（附图6患者湿热未解
进而化燥）

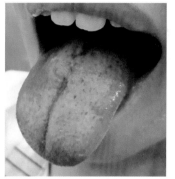

附图8　红舌薄黄苔（热性
病初期常见舌象）

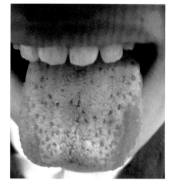

附图9　红舌黄苔红点（发
热性病传里的常见舌象）

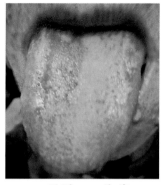

附图10　偏苔

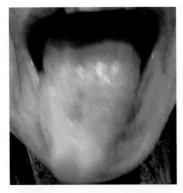

附图11　莹光无苔舌（气
血两虚）

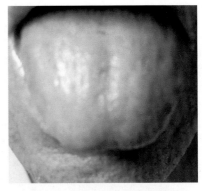

附图12　浮肿胖大舌（气血不
足、体虚）

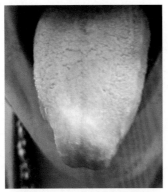

附图13　红舌白积粉苔舌
尖红赤（高热脱水）

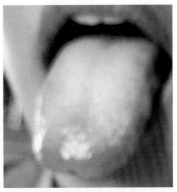

附图14　薄腻浅黄苔（小儿
消化不良常见舌象）

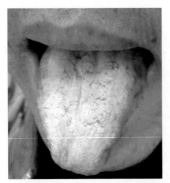

附图15　舌红赤，苔浊腐
（温热病）

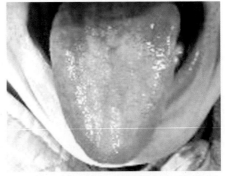

附图16　红紫有苔舌润（食物染色
舌，应结合患者的饮食物及身体精
神状况判断）

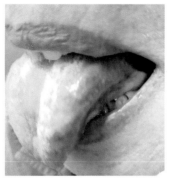

附图17　胖嫩舌，偏苔
（老人体虚）

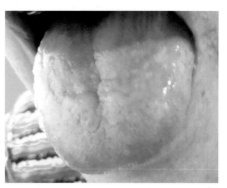

附图18　舌体松弛光莹胖大（体虚有湿）

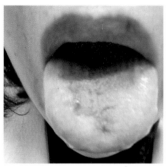

附图19　舌体淡白色暗，
舌面生疮（患者为气血虚
弱者，说明舌疮不一定只
见于火热证）

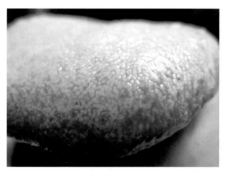

附图20　肿胀舌（食物过敏）

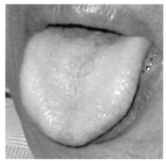

附图21　苔白黏浊，舌体
暗晦（糖尿病湿毒型）

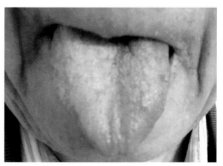

附图22　舌暗红苍老，中有浅灰腻
苔，右边有薄白滑腻苔（87岁,患脾
虚食积）

附3　部分常见舌象及解读

128

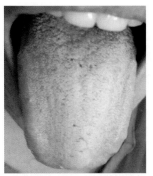

附图23　苔白，苔少，
干燥无津（阴亏）

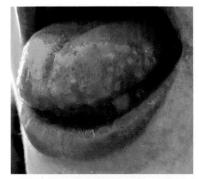

附图24　舌疮（全舌红赤，溃疡）

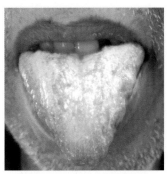

附图25　白腐腻苔（脾虚
湿困，消化不良）

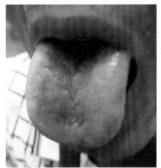

附图26　舌体暗红，湿
润，有裂纹

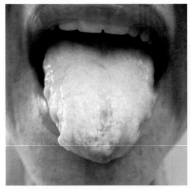

附图27　舌淡苔白（虚象）

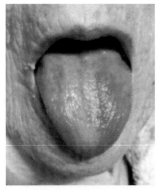

附图28　嫩红而湿润舌
（摄于2006年）

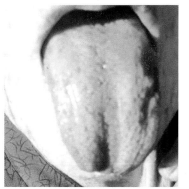

附图29　光嫩无苔舌（摄于2019年，与附图28为同一患者，相隔13年的舌像，93岁老人）

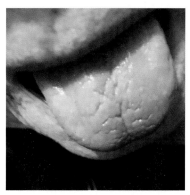

附图30　舌体淡白光净无苔舌态呆板（胃气衰弱）

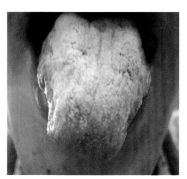

附图31　舌体松弛，舌苔白腐（脾虚有痰湿）

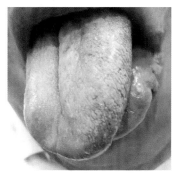

附图32　暗红舌坚敛苍老厚黄腻苔（挫伤后，瘀血湿热蕴积）

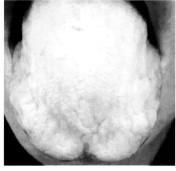

附图33　淡白舌，舌苔白，舌体略浮肿，舌边齿痕（脾肾阳气虚）

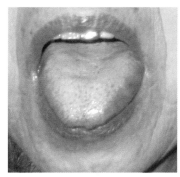

附图34　灰黑腻苔（急性胆囊炎）

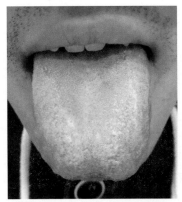

附图35　红舌红点，舌面润泽（热病而未伤津液）

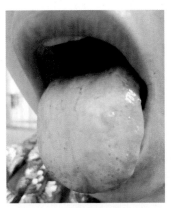

附图36　黄腻滑苔（湿热病常见舌象）

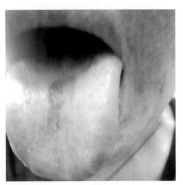

附图37　淡白舌（慢性病，贫血，脾肾阳虚）

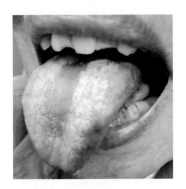

附图38　偏苔舌（老人脾虚，运化功能衰退）

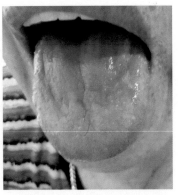

附图39　紫红湿润舌

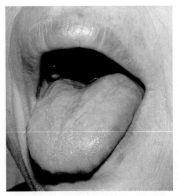

附图40　浅绛无苔舌（动脉硬化）

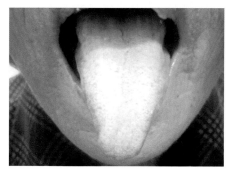

附图41　白砂苔（发热病多日，津
液耗伤）

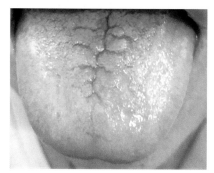

附图42　淡白裂纹舌

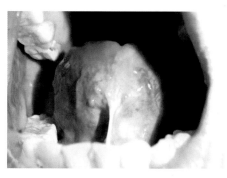

附图43　舌下脉络瘀积，结节（冠
心病）

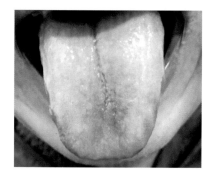

附图44　舌红黄白腐腻无根苔

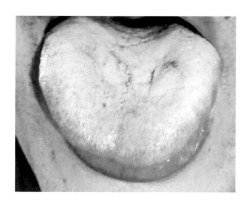

附图45　舌中腐腻苔

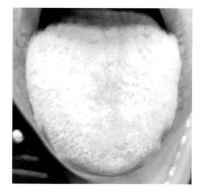

附图46　黑苔（舌体暗浅黑
色，灰黑黄厚腐苔，提示高热
后期）